温かくて
しなやかな
「ちつと骨盤」が
体と心を
幸せにする。

女性医療クリニック
LUNAグループ理事長
関口由紀 監修

JN190095

日本文芸社

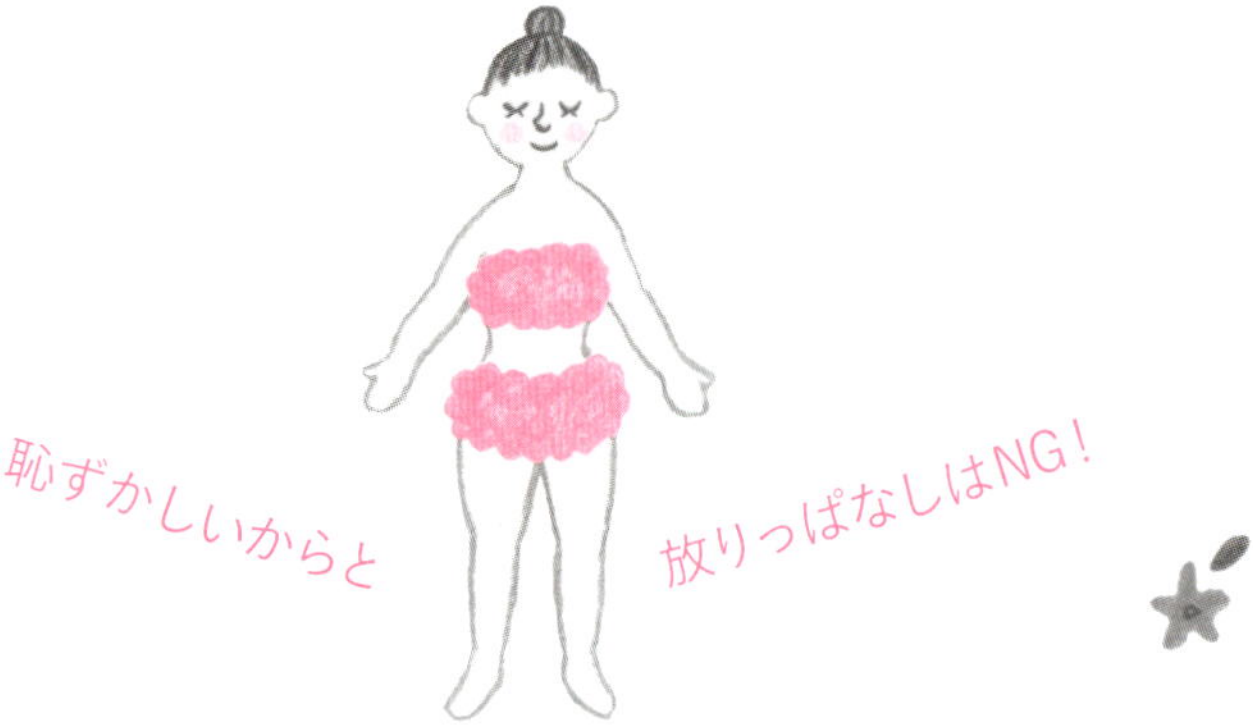

あらゆる不調、もしかしたら
ちつと骨盤が原因かも？

世界的に見ても、おしゃれや美容、健康に気をつかう日本人女性。
でも、ある部分のケアについては
これまで無頓着に過ごしてきました。
それが、「ちつと骨盤」。
恥ずかしいからと、
つい目をそらしがちですが、それは大きな間違いです。
ちつと骨盤を雑に扱っていると、
生理にまつわる不調からカラダの冷えやセックスレスまで
あらゆる悩みに、つながってしまうのです！

先進的な女性はもう始めてる
ちつと骨盤ケア

ちつ、そして女性器を支えている骨盤は、
生命の「みなもと」となる場所であり、
女性にとってもっとも大切な部分。
顔のスキンケアやダイエットをする以上に、
保湿やマッサージ、トレーニングをする
必要があるのです。
欧米では、ちつケアはとても一般的。
最近ようやく日本でも、
その重要性が知られるようになり、
情報に敏感な女性はもう、
ちつや骨盤のケアを始めています。

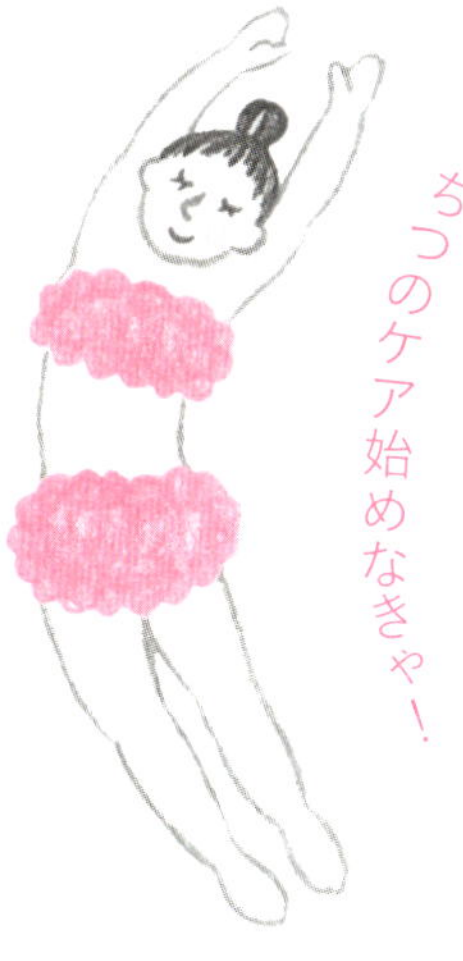

ちつと骨盤は
カラダのカ・ナ・メ。
ここをケアすれば、
すべてが解決する！

実は、女性の不調を招く大きな原因が、ちつにあります。
ちつが冷えて乾燥すると、女性ホルモンのバランスが乱れ、
ストレスとリラックスを調整する自律神経も
うまく働かなくなります。自律神経が乱れると、
ＰＭＳや月経痛などの生理にまつわる不調や、
ホットフラッシュ、めまい、
動悸といった症状が発症することも……。
また、ちつの冷えが血流を滞らせ、筋肉のこりや衰え、
代謝低下、姿勢の悪さなど、さまざまな悩み・不調を引き起こします。

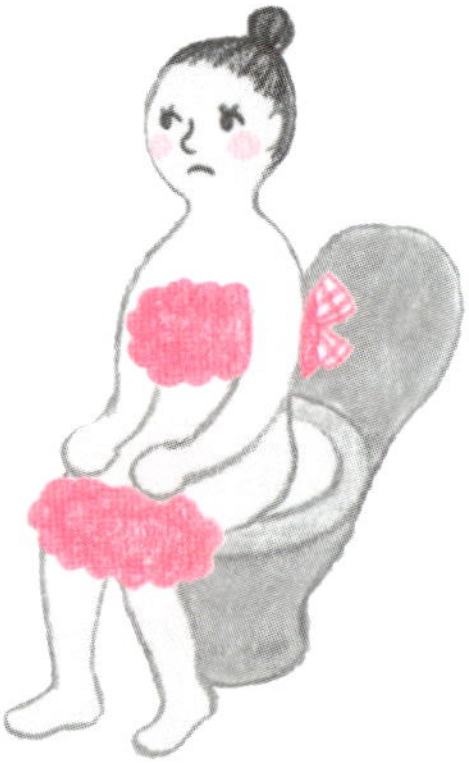

全身の不調の原因は
ちつと骨盤にあった！

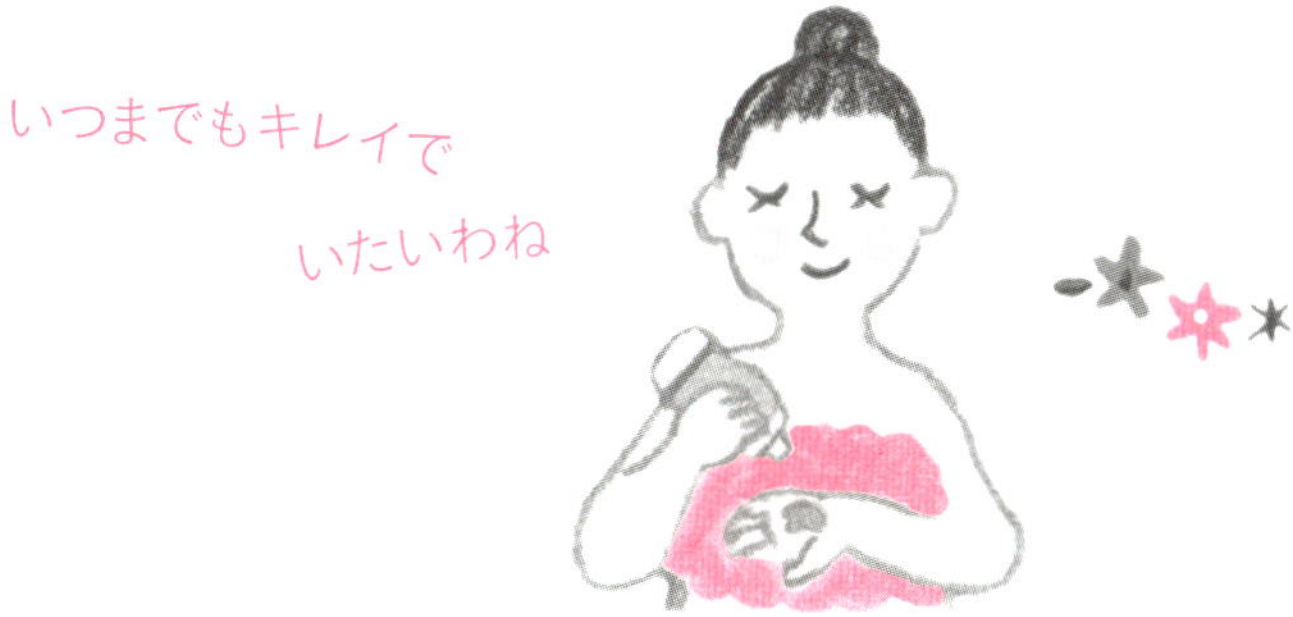

ちつと骨盤をケアすれば女性は健康にキレイになれる！

ちつと骨盤は、いわば女性の健康を左右する存在。
ちつと骨盤が健康であれば、そのエネルギーが波及して、
カラダ全体が健康になっていきます。
全身が温まり、血行がアップ。
女性特有の悩みも、全身の不調も改善し、
肌のツヤやハリも戻ってきます。
ちつと骨盤を大切にすることが
いつまでも美しい女性でいるための秘訣なのです！

ちつと骨盤を
温かくてしなやかにする
ケアを始めよう

まずはちつの潤いを取り戻す！

何もしないと、ちつは衰えていきます。
衰えたちつとは、しなびてカサカサした状態。
冷えていて血行が悪く、水分や栄養が
行き届かないのが原因です。
ちつが乾燥すると、免疫力が低下し、
雑菌の浸入によるちつ炎、
尿道炎、膀胱炎といった感染症にも
かかりやすくなります。
本書では、ちつの正しい洗い方と保湿の仕方、
オイルを使ったマッサージによって、
ちつをふっくらと潤った状態に戻していきます。

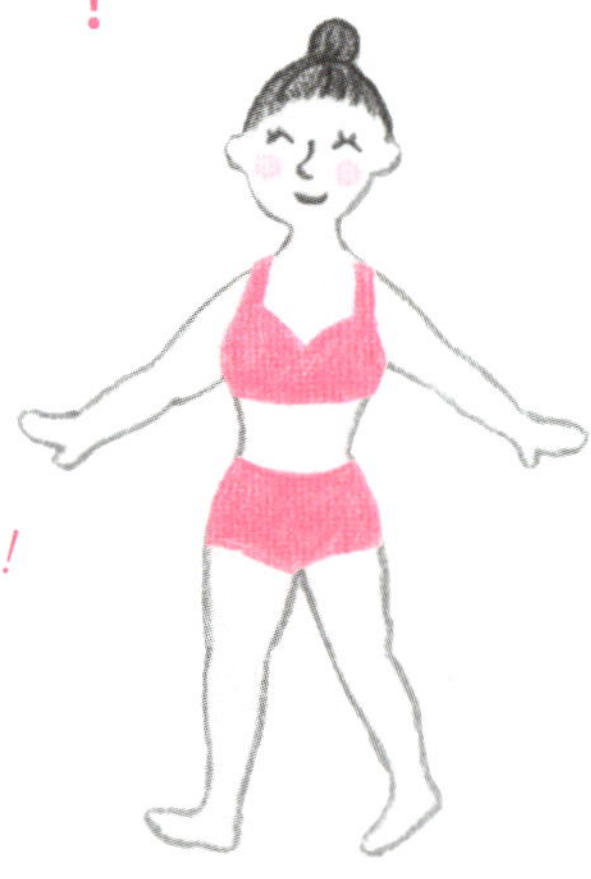

衰えたちつを蘇らせよう！

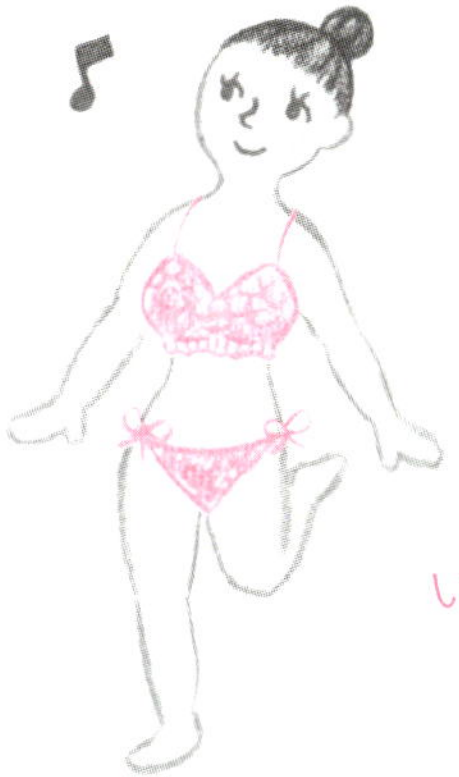

いつでもどこでもできるトレーニング！

骨盤底筋トレーニングで しっかり締まるちつに

ちつの冷えは、女性器を支えている
骨盤底筋にもダメージを与えます。
骨盤底筋は、下半身と上半身をつなぐ重要な筋肉です。
ここが衰えると、尿漏れや便秘などのシモのトラブルや
ぽっこりおなか、猫背姿勢など、
カラダのトラブルにつながります。
そして骨盤底筋は、心地のいいセックスを楽しむためにも
とても重要な部分です。
年齢とともにどうしても筋肉は衰えがち。
骨盤底筋トレーニングで、ゆるんだちつを
しっかりと締め直していきましょう。

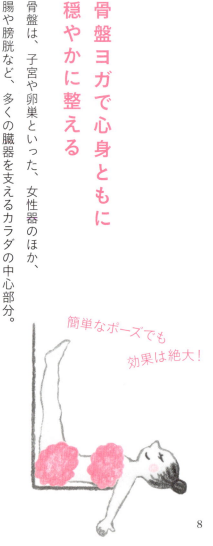

骨盤ヨガで心身ともに穏やかに整える

骨盤は、子宮や卵巣といった、女性器のほか、
腸や膀胱など、多くの臓器を支えるカラダの中心部分。
ですが、日頃の姿勢などでゆがみやすくなり、
ちつにも悪影響を及ぼします。骨盤のゆがみを放置すると、
深い呼吸ができなくなり、カラダに疲れが残るように……。
さらには、ちつの冷えや生理痛などといった不調につながります。
骨盤ヨガを行うことで、骨盤は正常な位置に戻り、
ちつの冷えなどの症状を改善、
つまり、女性の性機能も向上するのです。
本書で紹介しているポーズを組み合わせて、
自分のためだけの専用プログラムを作ってみてください。

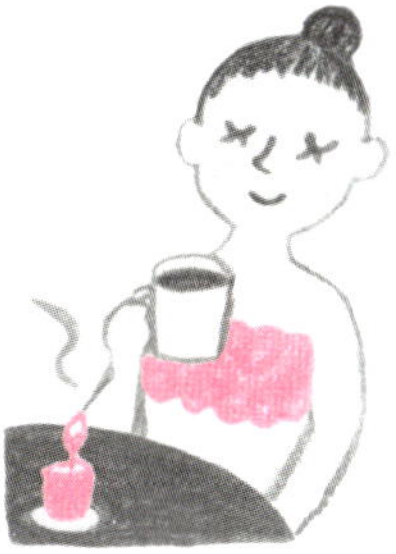
植物療法は市販薬に比べて
副作用が少ないの

植物の力で女性力をアップ

ちつケアや骨盤底筋トレーニング、
骨盤ヨガなどとは違った形で
女性をケアしてくれるのが植物。
悩みに直接的にアプローチするものとしておすすめです。
本書では、日常生活に上手に植物の力を
取り入れる方法を紹介しています。
植物療法は心身の不調やトラブルを改善し、
健康を維持・増進してくれる大きな味方です。

はじめに

「ちつ」とは、不思議な臓器です。ふだんの生活では、女性は、ほとんど「ちつ」の存在を意識せずに過ごしています。「ちつ」を意識するのは、月経（生理）のときと、セックスのときと、出産のときぐらいです。つまり生殖にかかわる行動や現象のときに、女性ははじめて、「ちつ」を意識するのです。ですが、生殖にかかわらない時間でも、女性は、もっと「ちつ」を意識して生活しようというのが、この本の主題です。

実は、「ちつ」や「外陰部（女性器の外から見える部分）」は、女性の第2の顔と呼ばれています。つまり自分の人生を豊かにするために、女性が常に関心をもってセルフケアすべき重要な場所が、「ちつ」なのです。決して人まかせにしてはいけません。

少し、医学的に説明しますと、女性の膀胱・子宮・直腸などの内臓を支える場所は、骨盤底と呼ばれています。骨盤底は、恥骨から座骨の間にあり、骨盤底筋群や筋膜・靭帯・皮下組織などで構成されています。この中をちつ、そして尿道と肛門が貫通しているのが、女性の下半身の構造です。

骨盤底には、排泄と内臓を支えるという二つの機能がありますが、その力が生まれつき弱い人や、出産で傷む人、40歳を越えて運動不足で弱る人、閉経により女性ホルモンが低下し、皮下組織のコラーゲンが減少して弱る人がいます。この骨盤底のトラブルは、骨盤底障害と呼ばれています。骨盤底障害の代表的な症状は、尿漏れや子宮などの臓器がちつから出てくる骨盤臓器脱です。

最近は、閉経後に、女性ホルモンが低下して起こる外陰部のトラブルを、GSM（閉経関連尿路生殖器症候群）と呼ぶようになりました。GSMの症状は、陰部のかゆみや違和感、頻尿や尿漏れ、性交痛などです。

つまり骨盤底障害は、GSMによりさらに症状が悪化するのです。この骨盤底障害やGSMは、正しいセルフケアをすれば、7〜8割は予防ができたり、症状の改善が見込めたりします。

本書では、この骨盤底障害とGSMを予防するためのケアを、「5つのちつと骨盤ケア」として豊富に紹介しています。

なお、本書の制作にあたり、ヨガインストラクターであるYUKOさん、フランス在住の植物療法士であるガロワーズカオリさんにご協力いただきました。

まずは、この本を一読していただき、無理なく導入できるものから、少しずつ自分の生活の中に「ちつと骨盤ケア」を取り入れてくださることを希望します。

豊かな「女性人生100年時代」を健やかに生きるための準備は、早い時期からのスタートが重要です。

令和元年　8月22日　残暑の横浜で
女性医療クリニックLUNAグループ　理事長　女性泌尿器科医
関口由紀

本書で紹介した方法を実行した場合の効果には個人差があります。
また、持病をお持ちの方、現在通院をされている方は、
事前に主治医と相談の上、実行してください。

CONTENTS

PART 1 ちつと骨盤のはなし

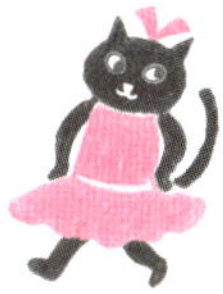

PART 2

カラダが喜ぶ ちつと骨盤ケア

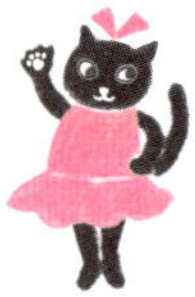

PART 3

カラダが心地よくなるヘルシーライフ

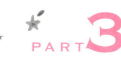

PART 4

植物の力でカラダを整える

巻末付録

女性を美しくするスペシャルケア

PART 1

ちつと骨盤のはなし

自分のデリケートゾーンをじっくりと
見たことはありますか？
見にくいし、恥ずかしい！
そんな人も多いのではないでしょうか。
ですが、実は、ちつまわりや骨盤は、
女性の健康を支えるとっても大切な場所。
PARTⅠでは、そんな女性のカラダの秘密に
迫ってみましょう。

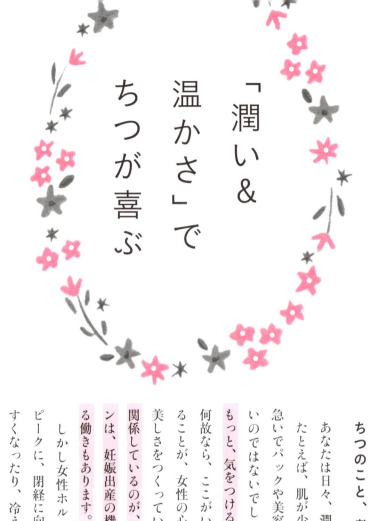

「潤い&温かさ」でちつが喜ぶ

ちつのこと、考えたことありますか？

あなたは日々、潤いを大切にしていますか？

たとえば、肌が少しでもカサカサしてきたら……、急いでパックや美容液などの保湿ケアをする人は多いのではないでしょうか。実は、肌よりももっともっと、気をつけるべきなのが、〝ちつ〟の潤いです。何故なら、ここがいつもしっとり、うるうるしていることが、女性の心とカラダの健やかさ、若々しさ、美しさをつくっているからです。このちつの潤いと関係しているのが、女性ホルモンです。女性ホルモンは、妊娠出産の機能を司るほか、美容や健康を守る働きもあります。

しかし女性ホルモンは、20代後半〜30代前半をピークに、閉経に向けて低下します。すると疲れやすくなったり、冷えや腰痛などのさまざまな不調が出てきます。加えて45歳頃〜55歳頃にかけての更年

- [ ] パソコンやスマホ、テレビなどを見ている時間が長い
- [ ] 夏はクーラーをガンガンにきかせるのが好き
- [ ] 季節を問わず、冷たい飲み物をたくさん飲む
- [ ] アルコールやカフェインを多くとる
- [ ] 甘いものを毎日食べる
- [ ] イライラやストレスを感じることが多い
- [ ] 生活が不規則である
- [ ] カラダを動かす習慣がない
- [ ] 気づくと猫背になっている
- [ ] セックスレス（セルフを含めて）である
- [ ] 無理なダイエットをしている

生活習慣でちつの乾燥度をチェック！

女性ホルモンの影響に加えて、
ちつの乾燥を進めてしまうのが、
日々の生活習慣です。
思い当たる項目が多い人は要注意。
今すぐ、ちつのケアを始めましょう。

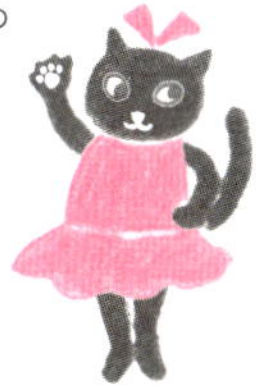

期では、めまいやホットフラッシュを始めとする、特有の症状に悩まされる人もいます。

そして、**女性ホルモンが減り始める30代後半頃から生じることもある、深刻な不調が、実は「ちつまわりの乾燥」**なのです。セックスのときにこすれて痛い、男性の性器が入らなくなった、といったことから気づく人もいます。ちつまわりにかゆみや炎症が起こるほか、外陰《がいいん》部の皮ふがシワシワになって、垂れ下がってくることも……。もっと進むと、ちつがしぼんで硬くなってしまいます。こういう病態を最近では、医学的にGSM（閉経関連尿路生殖器症候群）といいます。GSMになると膀胱や性器の感染症にかかるリスクも高まります。また、ちつの乾燥は、尿漏れや、膀胱や子宮がカラダの外に出てしまう「骨盤臓器脱」とも深い関係があります。

ふだんは気づきにくいけれど、進行すると怖い影響が起こる可能性があるのが、ちつの乾燥なのです。

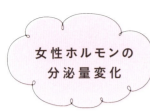

女性ホルモンの分泌量変化

「エストロゲン」と「プロゲステロン」の
２つの女性ホルモンのうち、女性らしさや健康、
カラダの潤いに関係しているのがエストロゲン。
思春期から分泌量が増え始め、30代前半頃を
ピークに低下していき、閉経を迎えます。

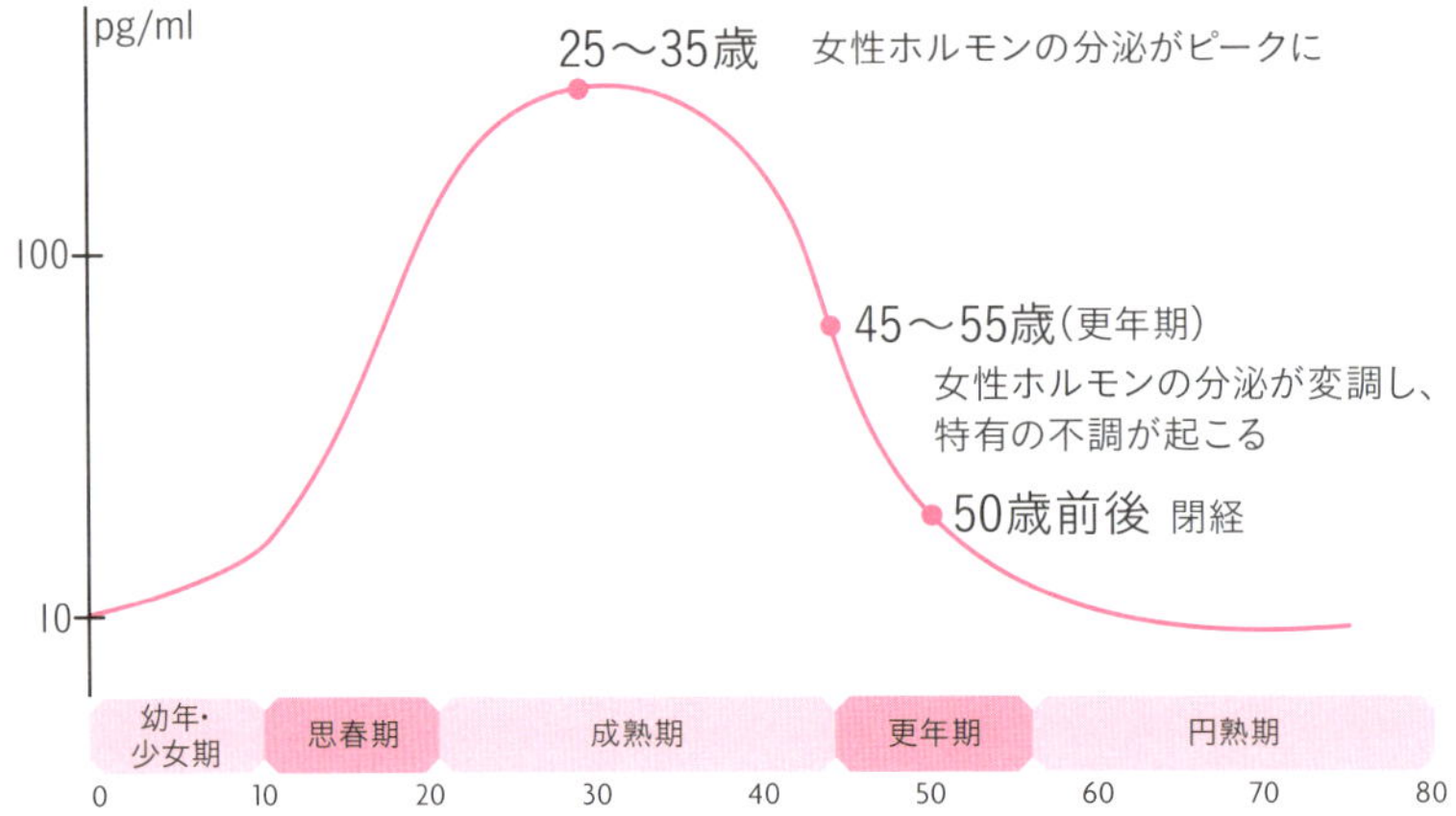

ちつを乾燥させる原因は〝冷え〟だった

女性ホルモンの低下は、年齢によって誰にでも訪れる現象。その影響でちつの潤いが少なくなってしまうのは、ある程度仕方がありません……。

ただし！ 女性ホルモンの低下の度合いは、人によって差があります。たとえば60代の若々しく健やかな人と不調がある人では、ホルモン量に大きな違いがあります。前者はある程度の血中濃度を維持できているのに対し、後者は測定できなくなるほど低下しているのです。最近では、まだ30代前半でも女性ホルモンが低下し、ちつが乾燥したり、さまざまな不調や更年期のような症状が出てくる女性も増えています。

では、女性ホルモンが低下する原因は、何なのでしょうか。いろいろ考えられますが、一つの要因として、〝冷え〟があります。女性のカラダはもともと

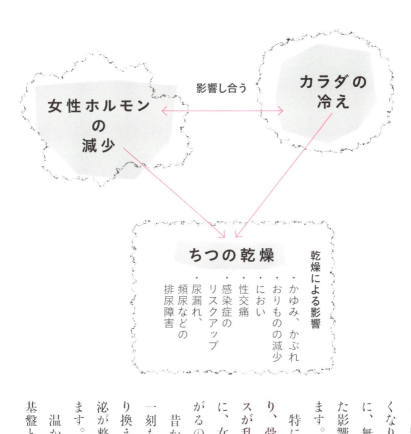

と、男性と比較して筋肉量が少ないため、血行が悪くなりやすい、つまり冷えやすいといえます。さらに、無理なダイエットや運動不足、ストレスといった影響により、現代の多くの女性が冷えを抱えています。

特に**卵巣や子宮がある、おなかまわりの冷えにより、骨盤内の血流が低下し、女性ホルモンのバランスが乱れます**。そしてこうした状況が長く続くほどに、女性ホルモン量が低下し、ちつの乾燥へとつながるのです。

昔から「冷えは女性の大敵」といわれています。一刻も早く、〝カラダを冷やさない生活習慣〟へ切り換えましょう。それだけでも、女性ホルモンの分泌が整い、ちつの乾燥を食い止めることにつながります。

温かく、潤っているちつが、女性の健康と若さの基盤となるのです。

カラダと女性ホルモンの関係

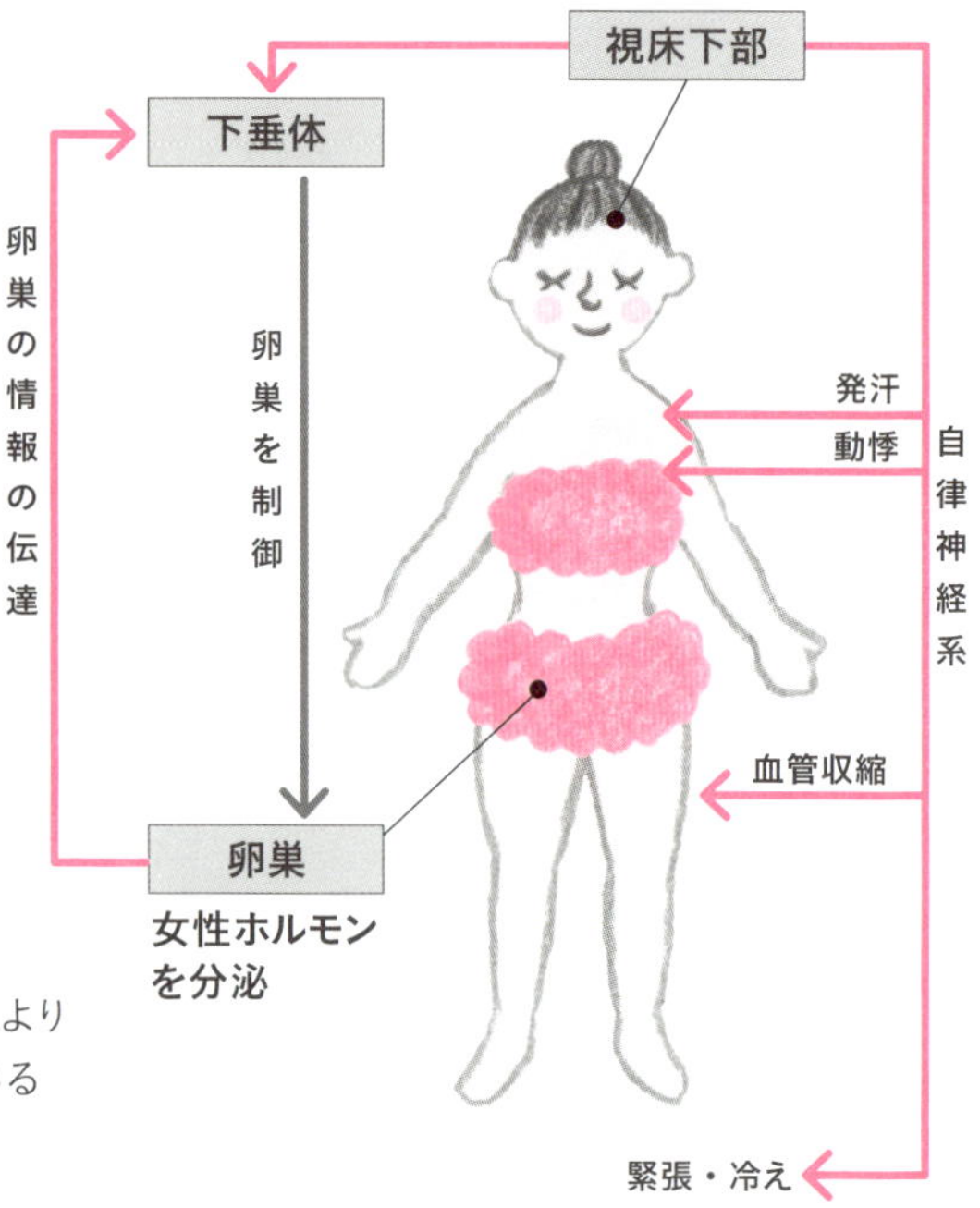

冷えは卵巣に影響し、
女性ホルモンの分泌が
乱れます。するとその情報により
カラダの調整機能を司っている
視床下部の混乱を招きます。

冷えたカラダが引き起こす問題

カラダが冷えると、女性にとって大切な、子宮や卵巣もうまく働くことができなくなっていきます。

そもそも、女性の健康を司っている女性ホルモンは、脳の視床下部と下垂体によってコントロールされています。特に視床下部は、発汗、心臓の動悸や、血圧などの血管収縮、カラダの緊張・リラックスといった自律神経をとりまとめている器官。

ですが、カラダの冷えや、閉経が近づくにつれて卵巣の機能が低下し、女性ホルモンが減少すると、脳はホルモンの分泌量を回復させようとします。視床下部から下垂体、そして卵巣という流れで、ホルモンの分泌を増やすための指令を出しますが、機能が低下している卵巣は、その指令に答えることができないため、視床下部が混乱して全身にさまざまな不調が表れるようになるのです。

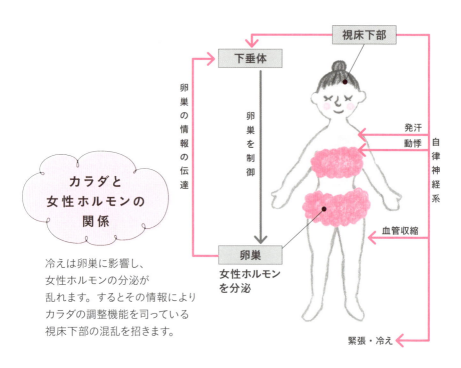

冷えによるさまざまな不調

冷えは、泌尿器や女性器にまつわる不調だけでなく、全身の不調を引き起こします。

泌尿器・生殖器
ちつの乾燥
自浄作用の低下
においが気になる
ちつや外陰部の感染症
膀胱炎
骨盤底筋の衰え
尿漏れ、頻尿、性交痛

精神症状
疲れやすい
気力が出ない
イライラ
集中力低下

全身
肥満
むくみ
生活習慣病

関節痛
姿勢の悪さ
肩こり
腰痛

生理・更年期
PMS
生理痛
月経困難症
更年期症状

消化器
便秘
下痢
痔

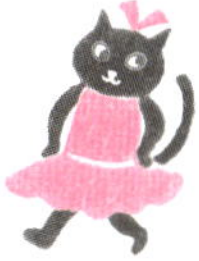

実は、生理にまつわる不調や、めまいなどの更年期の症状も、混乱した視床下部による自律神経の乱れから起こっています。

また、女性ホルモンは、悪玉コレステロールを減らして善玉コレステロールを増やす、代謝を促進するなどの作用があります。さらには、精神状態を安定させたり、骨密度を保つなどの役割も担っています。そのため、更年期で自然と**女性ホルモンの量が減ってくると、生活習慣病、肥満、骨粗しょう症のリスクが高まります。**こうした年齢による影響に、〝冷え〟という悪しき要素が重なってくると、病気になるリスクがさらに跳ね上がるのです。

なお、30代から更年期のような症状が表れる「プレ更年期障害」も、冷えが大きな要因と考えられます。もし今、重いPMSや生理痛、頭痛、腰痛、精神の不安定といった悩みがあるなら、すでに冷えの影響が進行しているかもしれません。

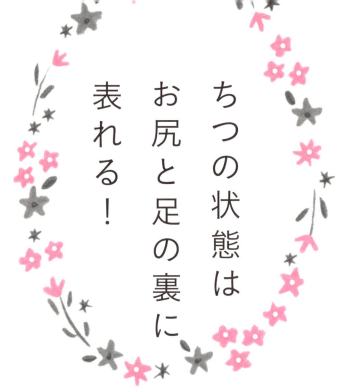

ちつの状態は お尻と足の裏に 表れる！

外見でバレる!?　あなたのちつの状態

ちつは女性の健康を支えてくれていた！と知れば、気になるのは自分のちつの状態ですよね。温かく潤って、元気な状態なのでしょうか。実は見る人が見れば、ちつがどのような状態か、外見からわかるといいます。自分でもなかなかチェックできない部分のことが他人にバレバレなんて、なんだかドキドキする話ですね。

ちつの冷えや乾燥は全身に影響するのですが、特に大きく表れるのが、お尻です。いいお尻は丸みを帯びて、ふっくらしています。触ってみるとやわらかく弾力があり、温かいはずです。これは血がよく巡り、栄養や老廃物の代謝がきちんと行われているから。お尻の筋肉＝大臀筋《だいでんきん》は子宮や卵巣、ちつなどを支えている骨盤まわりの筋肉にもつながっています。お尻がやわらかくて温かければ、ちつも同じ状

お尻の形とちつの関係

お尻の筋肉とちつを支えている筋肉はつながっているので、お尻の形を見ると、ちつの状態がチェックできます。こまめに確認し、〝ちつを冷やさない生活〟を送れているかどうか、目安にするとよいでしょう。

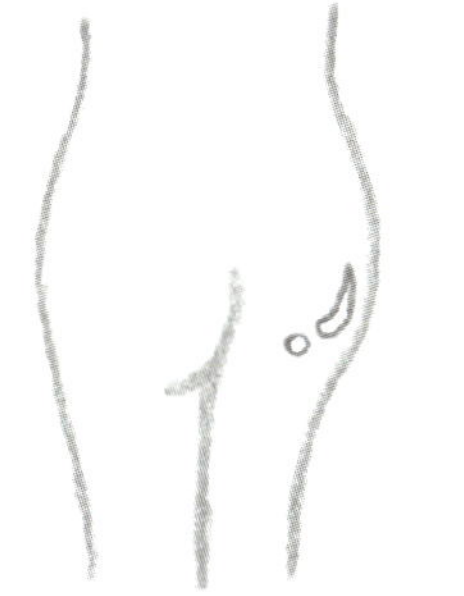

健康なお尻

丸みがあってふっくらしている
触ると弾力があって温かい

ちつが温かくて
潤っている
骨盤まわりの筋肉が
しなやかに動く

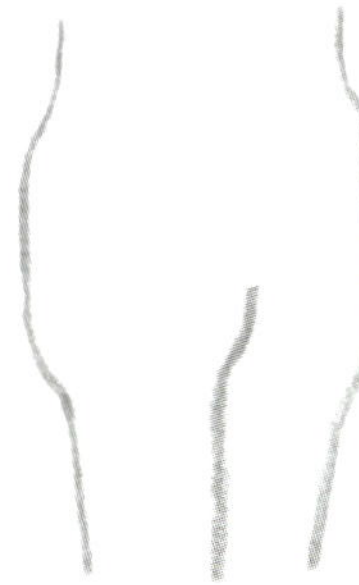

不健康なお尻

角張っていて、お尻のほっぺがへこんでいる
触ると硬くて冷たい

ちつが冷えていて、
乾燥している
骨盤まわりの筋肉がゆるんでいる

態といえます。反対に、なんとなく角張ったシルエットで、**お尻のほっぺと呼ばれる部分がへこんでいるお尻は、触ってみても硬く冷たいはず。**このようなお尻の人は、ちつに栄養が行き届いていないので、乾燥や衰えが進んでしまいます。骨盤まわりの筋肉もゆるみやすく、やがて尿漏れなどの悩みが出てくる可能性があります。

もう一箇所、足の裏を見てみましょう。冷え体質で、いつも足先が冷たい人は、水分や栄養も不足して、足の裏がカサカサ、硬くなってきます。こうした足の裏の持ち主は、カラダ全体の血行も悪く、ちつが冷えている可能性大です。

ただ、あきらめる必要はありません。お尻は、心身の状態や体調によってひんぱんに変化する部分。**ちつを冷やさない生活**にすることで、お尻の形もすぐに変わってきます。また、その影響が全体に波及すれば、足の裏もスベスベになるはずです。

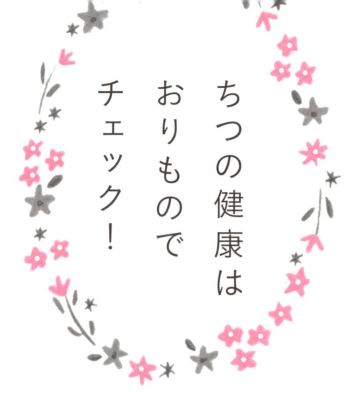

ちつの健康は
おりもので
チェック！

おりものはちつを雑菌から守ってくれる

お尻や足の裏以外にも、チェックしたいのが、毎日のおりものです。おりものにはちつを潤わせたり、ちつ内に細菌が入るのを防いだり、老廃物を排出するなどの働きがあります。おりもののおかげで、ちつの中は健康で、クリーンに保たれているのです。また、**おりものの色やにおい、量はちつの健康を表すバロメーター**でもあります。

ちつが健康であれば、おりものの色は透明あるいは乳白色で、においもほとんどしません。ただ、ちつの中にいるデーデルライン桿菌《かんきん》という乳酸菌の働きで、多少酸っぱいようなにおいがする場合もありますが、これは正常な状態なので、あまり心配しなくても大丈夫。なお、おりものの量は日によって変わります。排卵期や妊娠中は増え、生理が近づくと減っていきます。そのほか、寝不足や不規則な生活

おりもの異常はちつからのSOS

おりものはちつの状態を教えてくれるので、
日頃からチェックするようにしましょう。
ふだんと違う場合は病気の可能性もあります。

透明なおりものが多量に出る
・雑菌性の膣炎、性感染症など

カッテージチーズのように白くてボロボロ
・それに加えて、強いかゆみがあり多量に出る場合→膣カンジダ症

濃い黄色、緑色のおりもの
・においがきつい→雑菌性の膣炎や性感染症など
・下腹部痛、排尿痛→尿路感染症・性感染症

ピンク、赤、茶色のおりもの
・基礎体温が36・7度以上
→妊娠初期の出血
・妊娠していない場合
→卵巣や子宮の病気
更年期による生理の乱れ
子宮がんの可能性もあり

が続いているときに増える傾向があります。
おりものが生臭かったり、色が濃い黄色や緑色、白くてボロボロしているという場合は、ちつが異常を教えているサイン。おりものの状態がふだんと違う場合は、まず、ちつまわりを清潔にし、食事バランスや生活リズムを整えてください。**一週間以上続く場合は、早めに婦人科を受診して。**細菌の感染から膣炎を引き起こしている場合もあります。

また、下着を汚したくないという理由で、おりものシートをいつも使っている女性もいますが、これはちつの健康を考えると、あまりおすすめできません。ちつが乾燥しやすくなることに加え、分泌されたおりものがすぐに吸い込まれてしまうので、状態をチェックしにくくなります。そのうえ、場合によっては外陰部の炎症を悪化させてしまうことがあります。シートは肌にやさしい綿素材のものを使用するか、おりものが多いときだけにしましょう。

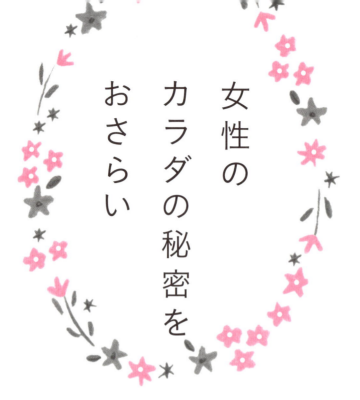

女性のカラダの秘密をおさらい

女性の生殖機能を担う器官

お尻と足の裏、おりものをチェックしてみて、あなたのちつの状態はいかがでしたか？「大丈夫そう！」という人も、「もしからしたらピンチかも！」という人も、まずは女性器のおさらいから始めてみましょう。女性器は、生殖機能を担う器官で、外から見てとれる「外性器」と、カラダの内側にある「内性器」からなっています。外性器は外陰《がいいん》部とも呼ばれ、クリトリスや、大陰唇《だいいんしん》、小陰唇《しょういんしん》、会陰《えいん》、尿道口などにより構成されています。

内性器は外から見えない性器で、ちつや、子宮、卵管、卵巣からなります。卵巣は卵子をつくるほか、性腺刺激ホルモンの影響を受けて、女性ホルモンを分泌する役割を担っています。外性器や内性器は、幼年・少女期、成熟期、円熟期と女性の年齢に応じて変化します。

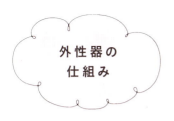

外性器の仕組み

PART2 で紹介するちつと骨盤ケアでは、
これらの外性器の名前がよく登場しますので、
チェックしておいてくださいね。

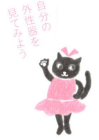

外性器（外陰部）

外性器は人によってさまざまなので、大きさや形が違うからと気にする必要はありません。しっとりと潤っていて、皮ふにハリがあるのが健康な状態です。

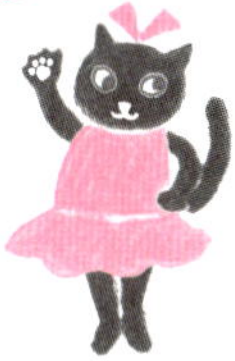

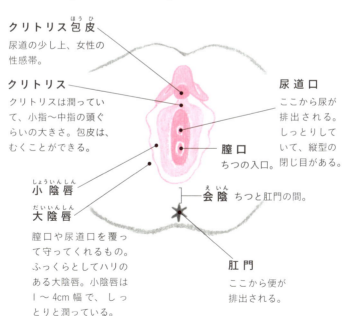

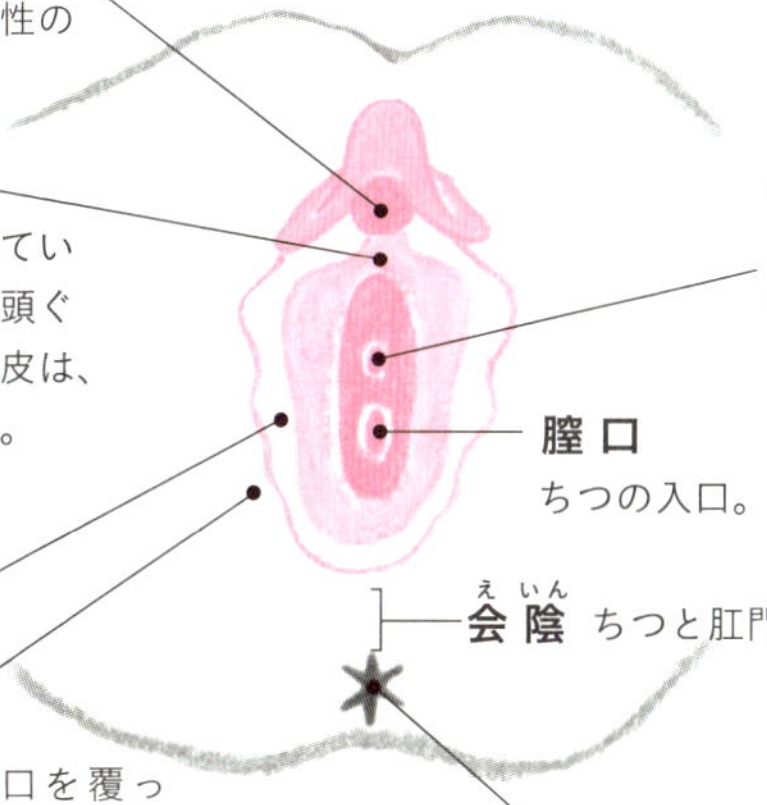

クリトリス包皮《ほうひ》
尿道の少し上、女性の性感帯。

クリトリス
クリトリスは潤っていて、小指〜中指の頭ぐらいの大きさ。包皮は、むくことができる。

尿道口
ここから尿が排出される。しっとりしていて、縦型の閉じ目がある。

膣口
ちつの入口。

小陰唇《しょういんしん》

大陰唇《だいいんしん》
膣口や尿道口を覆って守ってくれるもの。ふっくらとしてハリのある大陰唇。小陰唇は1〜4cm幅で、しっとりと潤っている。

会陰《えいん》 ちつと肛門の間。

肛門
ここから便が排出される。

ちつはしなやかな筋肉からできている

子宮からつながっているちつは、筋肉でできた管状の臓器です。経血などを外に排出するほか、出産のときは産道として、セックスのときはペニスを受け入れるなど、子宮と体外とをつなぐ「通り道」としての役割を担っています。

ふだんは直径2~3㎝ほどですが、出産時には直径が10㎝ほどもある赤ちゃんの頭が通るほど大きく広がります。このように大きく伸び縮みできるのは、ちつの壁にひだがよっているためです。ちつの入り口から指を入れて触ってみると、表面がデコボコしているのがわかります。

ちつの壁はねばねばした粘液で覆われており、雑菌などの侵入や繁殖を防いでいます。この粘液が老廃物などをくるみこんで排出されたものが「おりもの」です。

内性器の仕組み

内性器は、骨盤の内側にあって外からは見えない部分のこと。女性ホルモンを分泌したり、赤ちゃんを育む器官です。

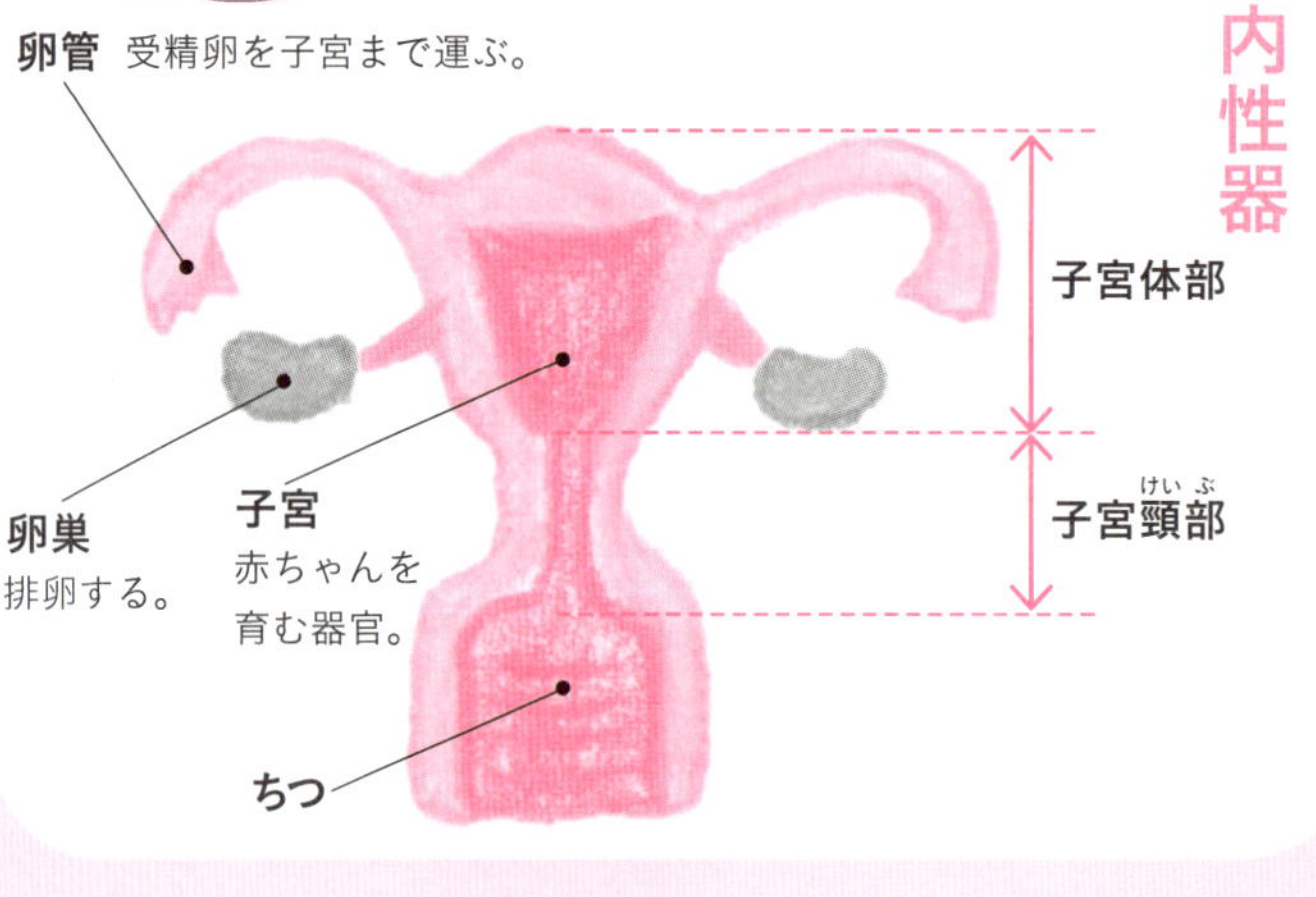

内性器
卵管 受精卵を子宮まで運ぶ。
子宮体部
子宮頸部《けいぶ》
卵巣
排卵する。
子宮
赤ちゃんを
育む器官。
ちつ

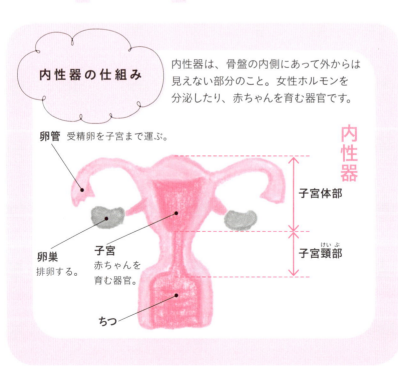

快感のありかはどこに？
Gスポットの謎

セックスのときに興奮すると、ちつからは愛液が分泌され、クリトリスやちつ、大陰唇や小陰唇が充血してふくらみます。そしてオーガズムを感じるとピクピクとけいれんしますが、これはちつの入り口部分をとりまく骨盤底筋（P.36）の動きがちつに伝わっているからです。そのため骨盤底筋が柔軟でスピーディに反応できるほど、快感の度合いも高まります。

ですが、セックスでオーガズムを感じる、いわゆる“イク”という状態については、個人差がとても大きいといわれます。ただ、男性の亀頭にあたる、クリトリスを摩擦すると、比較的オーガズムに達しやすいようです。また性感帯として有名なＧスポットは長くその存在が謎とされてきましたが、最近の研究では、クリトリスの根本の部分であるちつの入口から２～３cm入った膣前壁《ちつぜんへき》にあることが明らかになってきています。さらに性感帯として重要なのが、ポルチオ（後膣円蓋《こうちつえんがい》）です。ちつの奥、子宮頸部の下（お尻）側にあり、指を入れて触ると、少し突出して感じられる部分のお尻側の奥になります。ここにペニスがあたると、強い快感が得られるとされています。ただし実際に快感が得られるかは、女性の経験、相手との相性や環境、体位、動き方など状況によって異なります。情報に振り回されず、ふたりで研究していくのがよいでしょう。

乾燥による女性器の変化

もともとは自然に潤っていたちつも、更年期で女性ホルモンが減り始めると、徐々に乾燥しがちに……。冷えが重なるとさらに拍車がかかります。乾燥と冷えのダブルパンチで、ちつまわりの血行は悪くなり、どんどん弾力性も失われていくのです。また前述したように、更年期でなくとも、もともと冷えやすい体質の人や、やせていて筋肉量が少ない人は、もっと早くからちつの乾燥が進んでいきます。

では、ちつが乾燥すると、どのような影響が出るのか解説していきましょう。まずちつの内側では、壁のひだがなくなり、つるりとなめらかになっていきます。また、筋肉が硬くなり、ちつそのものが縮んでいきます。外陰部も乾燥し、全体的にハリを失って、シワシワになったり、しぼんだようになります。そして見た目が変わるだけでなく、かゆみや痛みという不快な症状も起こります。

顔や手足の肌も、冬に乾燥しがちになるとカサカサしてかゆみ、肌荒れを起こしますよね。ちつまわりの皮ふはもっとデリケートですから、乾燥すると過敏になり、かきむしりたくなるようなかゆみや、ちょっと触るだけで痛むようになります。ちつが乾燥したり、縮んでしまったりしていると、性交痛などGSMと呼ばれる症状になることも。

さらに、ちつの粘液力も低下します。ちつが乾燥する＝雑菌などの侵入者からちつを守っている、ちつの粘液力が減少している状態。つまり、バリア力が低下して、雑菌が進入しやすくなるのです。

「最近、おりもののにおいが気になり始めた」という場合は、粘液の力が低下して、雑菌が繁殖しやすくなっていることが原因です。

また、ちつが乾燥すると膣炎や尿道炎、膀胱炎などの感染症にもかかりやすくなります。

ちつが乾燥するとどうなる?

女性ホルモン低下を原因とするちつの乾燥が進むと、外性器がかゆくなったり、皮ふが炎症を起こします。

ちつの内部

ちつの乾燥

ちつの筋肉が薄くなり、ひだがなくなる。
かゆみや痛みなどの症状が起きる。
性交痛など GSM の症状が起きることも。

ちつの免疫力の低下

ちつ内部の粘液が減少する。
雑菌が侵入しやすくなり、
おりものがにおいを発するようになる。
膣炎や尿道炎、膀胱炎などの
感染症になる可能性も。

外陰部

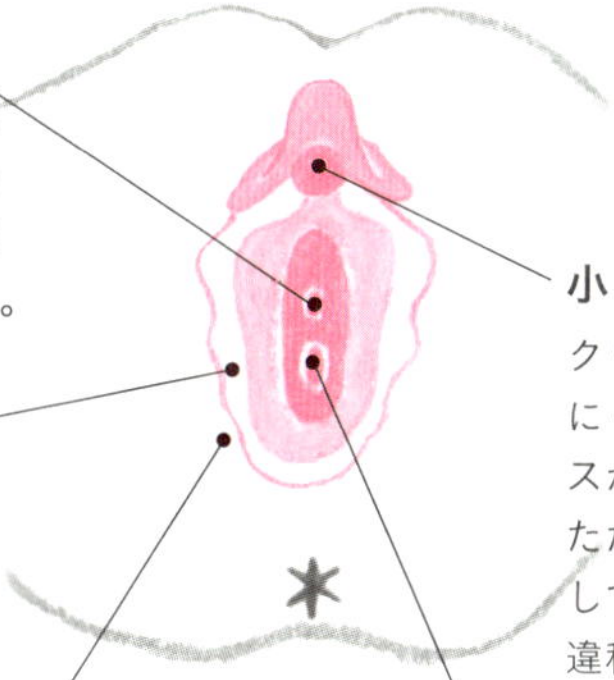

口が開く

尿道口が開いて円形になり、内側の赤い粘膜が飛び出てくることもある。

小さくなる

クリトリス包皮がむきにくくなり、クリトリスが小さく縮む。触れただけで、または何もしていないのに痛みや違和感がある。

変形する

小陰唇は、幅や長さが短くなり、なくなってしまうこともある。

ハリがなくなる

大陰唇はハリがなくなり、やがてシワシワになってたるんでくる。

炎症や痛みが起きる

膣口は乾燥して白っぽい色になったり、炎症を起こして赤みが強くなったりする。指をやさしく入れただけで痛みが生じる。

女性器を支えてくれる骨盤底筋って!?

骨盤底筋の仕組みを理解しよう

女性器と同様に知っておきたいのが、「骨盤底筋」です。この聞きなれない筋肉もまた、潤いのあるちつをつくるために重要な役割を担っています。

骨盤底筋は骨盤底に位置するハンモック形状の筋肉で主に二つの役割があります。まず一つ目が、骨盤の内部に収まっている内臓を支える役割。そしてもう一つの役割が、排泄の調整。骨盤底筋は「骨盤底筋群」といって、いくつかの層からなり、深層は「恥骨尾骨筋《ちこつびこつきん》・恥骨直腸筋《ちこつちょくちょうきん》・腸骨尾骨筋《ちょうこつびこつきん》・尾骨筋《びこつきん》」などの複数の筋肉が集まってできています。これらの筋肉が相互に働きながら、内臓の支持・排尿・排便などの排泄をコントロールしているのです。つまり、肛門や尿道を引き締めて、排泄をがまんしたり、尿や便を出したり、セックスの際にオーガニズムを感じるのも、骨盤底筋が収縮することで起こります。

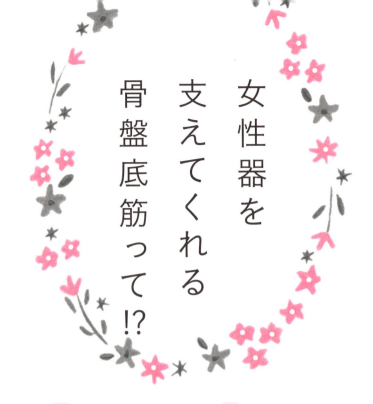

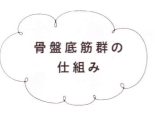

骨盤底筋群の仕組み

骨盤底筋は、複数の筋肉から成り立っており、
尿道、ちつ、肛門の入り口を取り巻いています。
これらを締めたり、ゆるめたりできるのも、
骨盤底筋の働きによるものです。

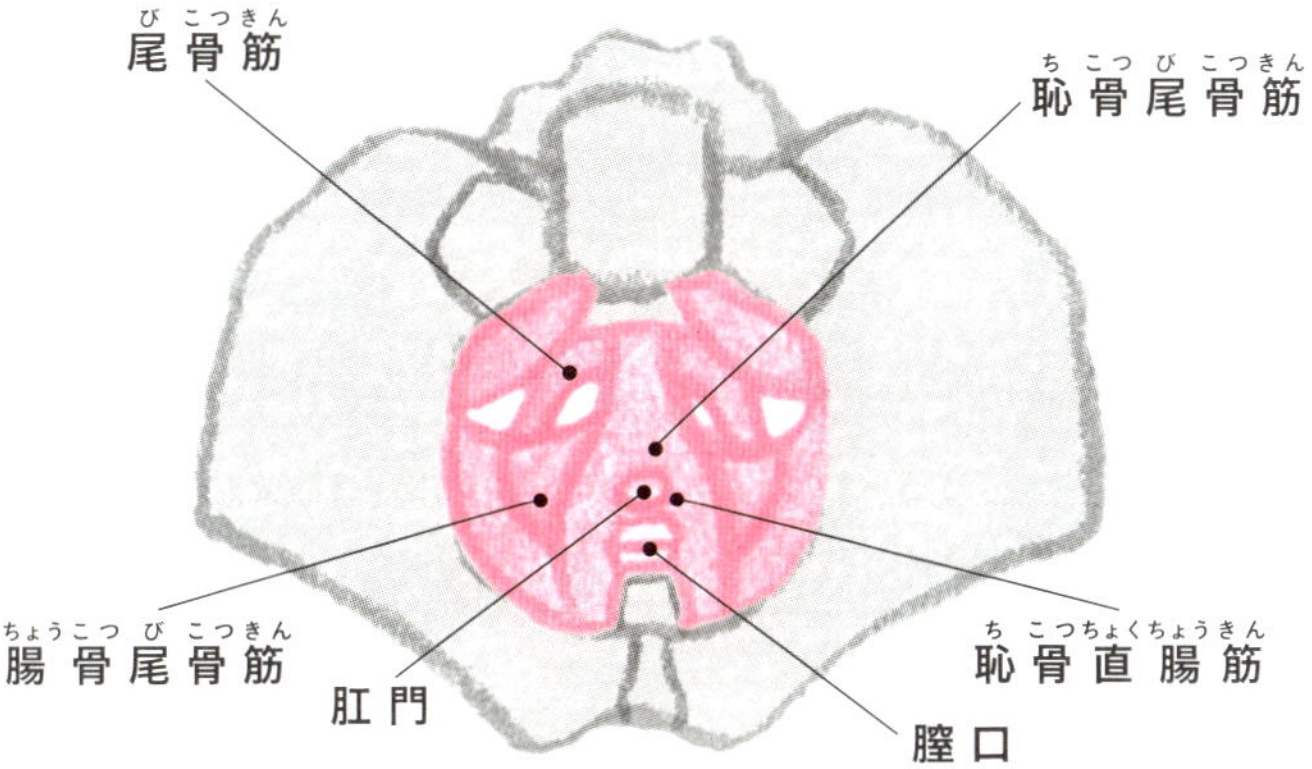

横から見た骨盤底筋

骨盤底筋は子宮や卵巣、腸や膀胱などの
内臓を下からハンモックのように
支えています。

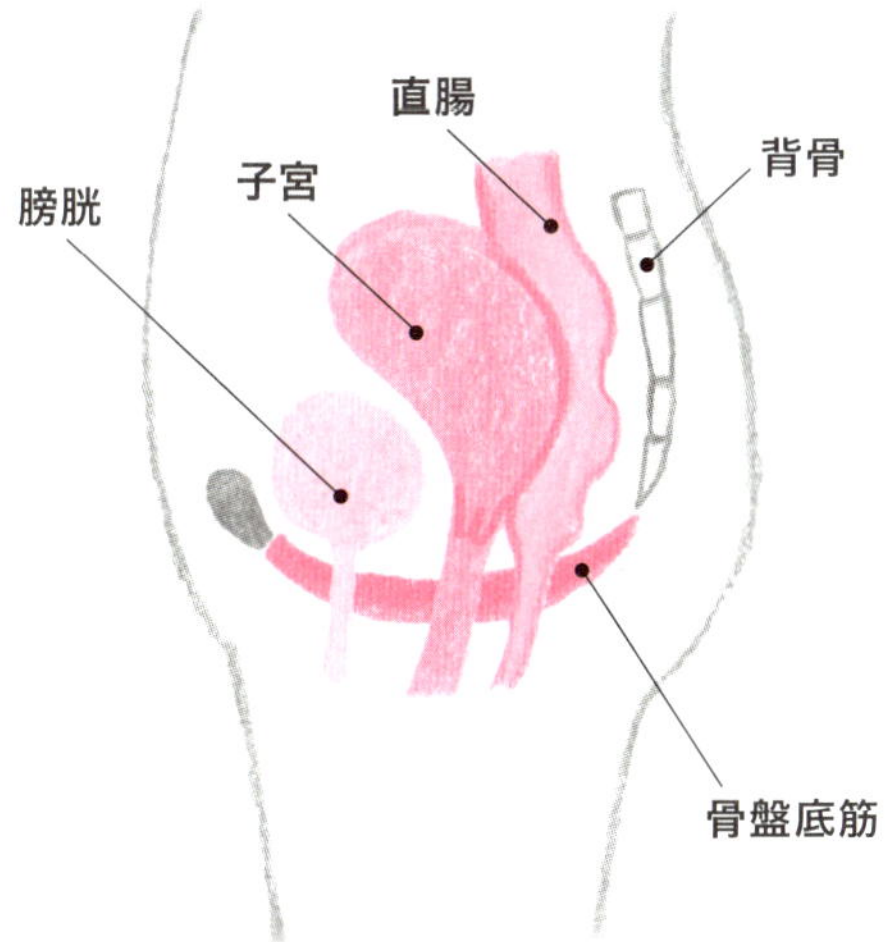

骨盤底筋の衰えから、排泄が不調に

一般的に、筋肉は使わなければ細くなり、力も発揮できなくなります。さらに血行が悪化して、柔軟性も失われていきます。運動習慣のない人は、年齢を重ねるほどに関節や筋肉が弱くなっていきますよね。それと同じことが、骨盤底筋でも起こってしまいます。

そもそも女性は全身の筋肉量が少なく、さらに出産を機に骨盤底筋は大きく伸びて、ダメージを受けやすくなります。さらに、加齢によっても骨盤底筋が衰えるリスクが高まります。

そして、骨盤底筋を動かす機会が減っている現代の生活スタイルが、「衰え」に拍車をかけています。骨盤底筋が衰えるとは、つまり筋肉が硬く縮こまって弾力を失ってしまうことです。

女性の場合は、尿道口、膣口、肛門といった、3つの開口部の「開け閉めをコントロール」しているのが骨盤底筋です。この筋肉が衰えると、具体的には、尿漏れ、頻尿、下痢や便秘、痔といったシモの悩みが起こります。尿漏れは、くしゃみや咳をしたひょうしに、チロッと漏れてしまったり、トイレに行くまでがまんできず、間に合わなくなって漏れてしまうことなども……。

頻尿は、膀胱が過敏になり、尿がたまっていなくてもトイレに行きたくなってしまう症状。健康な排尿の回数は日に4～8回ですが、それより多い場合は頻尿と診断されます。閉経前後から起こる排尿障害はちつの乾燥などと同時に起こるため、GSM（閉経関連泌尿生殖器症候群）の一つの症状として起こることもあります。

また、骨盤底筋の衰えによって、肛門の状態も変化してきます。肛門もゆるくなり、おならががまんできなかったり便が漏れることも。さら

女性は尿漏れしやすい？

女性は、もともと尿道の長さが
男性より短いことに加え、出産、
加齢による女性ホルモンの低下により
骨盤底筋が衰え、尿漏れしやすいカラダに
なります。

腹圧性尿失禁

妊娠や出産、肥満は加齢による骨盤底筋の
衰えによる尿漏れのこと。尿意がなくても
咳やくしゃみなどのひょうしに尿が漏れて
しまう。若くても起こる場合がある。

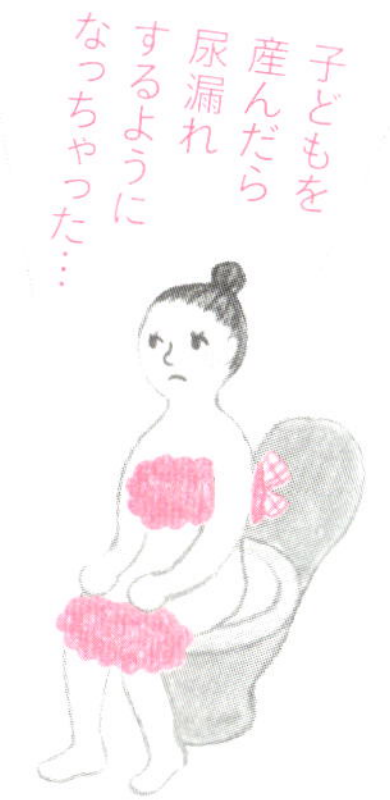
子どもを
産んだら
尿漏れ
するように
なっちゃった…

切迫性尿失禁

膀胱の過活動や神経の働きによることが多い。
急な尿意に襲われ、トイレに駆け込むが
間に合わずに漏らしてしまう症状のこと。
65 歳を超えると腹圧性尿失禁よりも
この症状が多い。

GSM チェックリスト

- □ 性器まわりにかゆみや痛みがある
- □ 尿道やちつの入り口が乾いている
- □ くしゃみや咳、笑ったひょうしなどに尿漏れする
- □ トイレに間に合わなくて漏れてしまったことがある
- □ 1日に8回以上トイレに行く
- □ 夜中に2回以上トイレに行く
- □ 膀胱炎になりやすい
- □ セックスするときに痛みがある

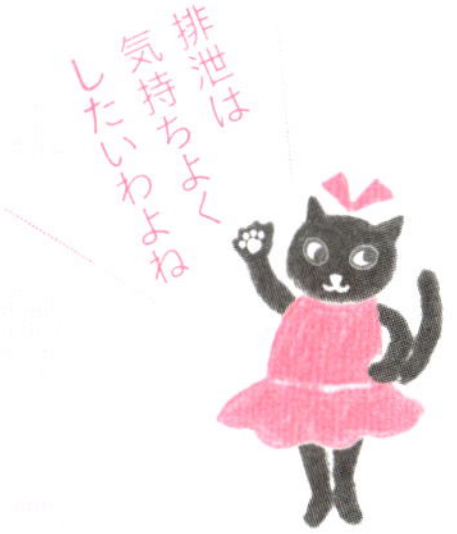
排泄は
気持ちよく
したいわよね

45 歳以上の女性の、閉経前後から起こる女性ホルモンの
低下による尿路と生殖器の諸症状を GSM といいます。
上記の項目が一つでもあてはまる場合は、
GSM の可能性があります。

に、骨盤底筋はおなかまわりやお尻の筋肉とも連動しているので、骨盤底筋の血行が悪いと、おなかやお尻の筋肉も冷えて活動代謝が悪くなり、下痢や便秘といった消化の不調や、痔を招きやすくなります。

痔は冷えや、長時間座る生活で肛門に負担がかかると発症します。肛門に傷ができる切れ痔、腫れていぼになるいぼ痔、炎症で肛門の壁に穴があいてしまう痔瘻《じろう》と三種類があり、痔瘻では手術が必要になります。こうした排泄の悩みも、本書で紹介するちつと骨盤ケアで改善させることが可能です。

支えを失った内臓はどうなる？

衰えをそのまま放置すると、さらに深刻な事態が起こります。骨盤底筋には排泄コントロール以外に、もう一つ「支える」という重要な役割があります。

骨盤の内部には、内性器のほか、腸や膀胱などが収まっていて、骨盤底筋は「腹横筋」という腹部のインナーマッスルと連携し合いながら、内臓が正しい位置にとどまるよう、支えています。加齢で骨盤底筋が弱ってくると、おのずとおなかまわりの筋肉も同時に衰えていきます。すると、だんだん内臓を支えられなくなり、内臓が下垂し、下腹が出てくるようになるのです。女性の体型の悩みである〝ぽっこりおなか〟は、骨盤底筋や腹横筋が弱くなり、内臓を支えられなくなっているという、カラダからの重要なサインです。

内臓がなだれ落ちるように垂れ下がってくると、それらの内臓に押され、ちつの内側に出っ張りができた状態の「骨盤臓器下垂」を招くのです。骨盤臓器下垂が悪化すると、子宮や膀胱、直腸が膣口から出てきてしまう「骨盤臓器脱」という病気になります。

尿漏れを経験する女性が増えていることに加え、寿命が伸びている今の日本人女性は、今後この症状に見舞われる人が多くなるといわれています。

臓器脱の初期症状

骨盤底筋が弱くなると、尿漏れや便漏れなどが起こるように。さらに進行すると骨盤臓器下垂、骨盤臓器脱などに至ることもあります。

- お湯に浸かると、外陰部にピンポン玉のようなものが触れる
- 椅子に座ると何かが押し込まれるような感覚がある
- 下腹部に違和感がある
- うまく排尿・排便できない
- 下着に血がついている

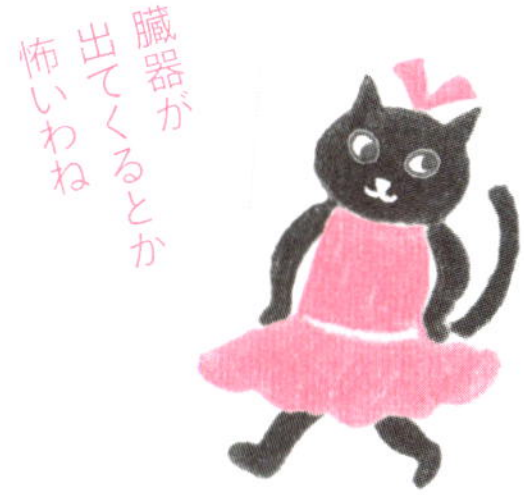

骨盤臓器脱

臓器が下垂してちつを圧迫し、ちつのなかにこぶのようなものができる状態が骨盤臓器下垂。尿道瘤、膀胱瘤、子宮下垂、直腸瘤などの症状があります。そのなかでも一番多いのが、膀胱がちつ内に下がってくる膀胱瘤。これらが悪化すると、子宮や膀胱、直腸が膣口から出てきてしまう骨盤臓器脱になります。

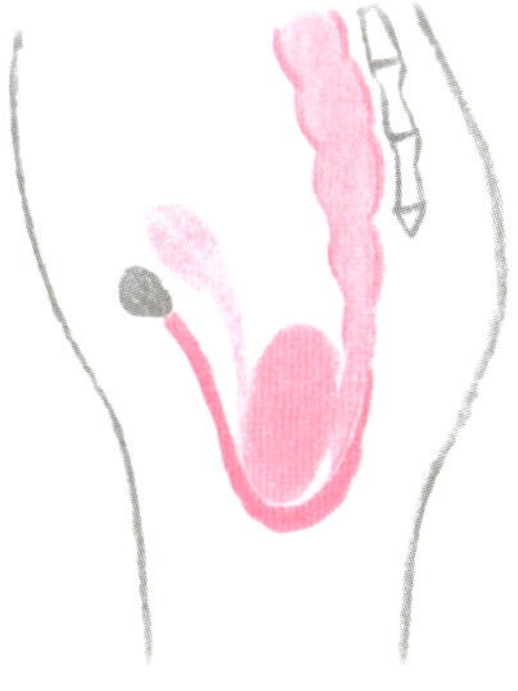
子宮脱

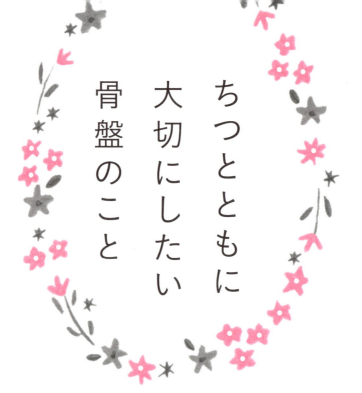

ちつとともに大切にしたい骨盤のこと

骨盤は上半身と下半身の〝つなぎ目〟

ちつとともに女性の健康と美容の大きなカギとなるのが骨盤です。骨盤は、子宮や卵巣といった、内性器のほか、腸や膀胱など、多くの臓器を守る役割を担っています。そしてカラダの中心にあり、上半身と下半身をつなぐ要でもあります。

「骨盤」と一言でいっても、腸骨、恥骨、仙骨、尾骨などいくつかの骨が組み合わさっていて、骨盤底筋や、腸腰筋《ちょうようきん》（大腰筋《だいようきん》・腸骨筋《ちょうこつきん》）が上半身と下半身をつなぎ、骨盤の形を支えるとともに、安定した動きを可能にしています。

また、骨盤まわりの筋肉は、お尻や太もも、おなかまわりの筋肉とも協働しています。このように、たくさんの筋肉が働くことで、上半身、下半身の動きにつながり、全身のバランス、安定を担っているのです。

骨盤の仕組み

骨盤は下のように、複数の骨が集まってできています。骨と骨の間は筋肉でつながり、姿勢を支えるほか、前屈する、太ももを上げる、カラダをひねるといった、さまざまな動きができるようになっています。

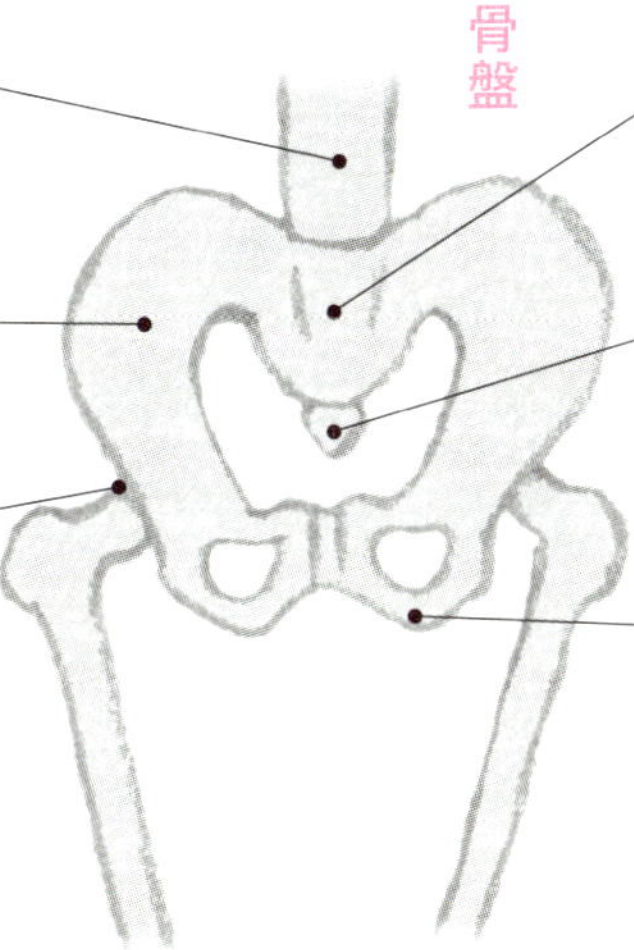

背骨
手足やさまざまな臓器や筋肉を動かす。

腸骨
内臓と上半身を支える。

股関節
上半身と下半身をつないで、上半身の動きや重さを支える。

仙骨
カラダの重心が位置する骨。

尾骨
座るときの姿勢を支えたり、カラダの運動を安定させる。

座骨
座るときの台座としての役割があり、上半身を支えている。

骨盤からつながる筋肉

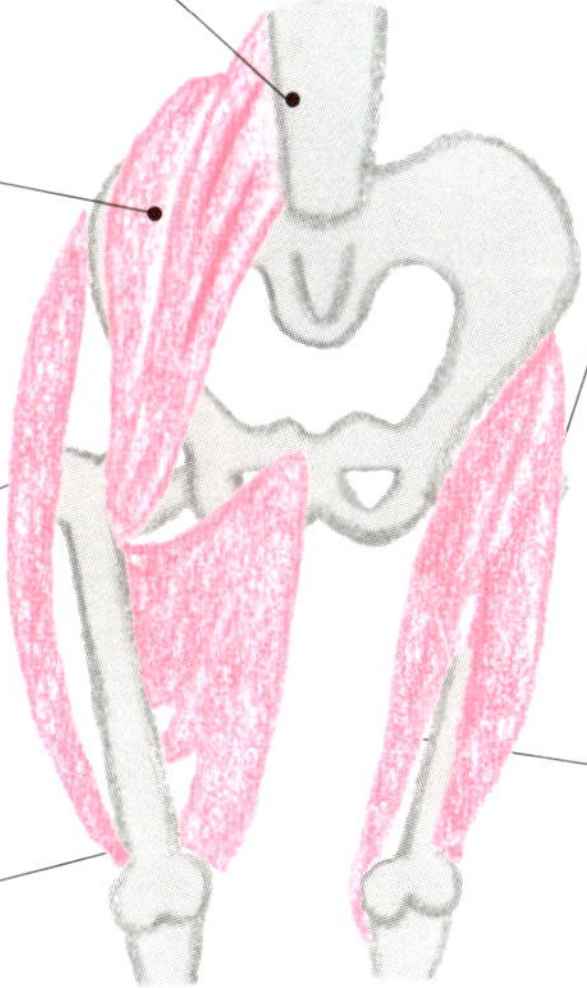

大腰筋《だいようきん》
股関節の安定や骨盤を正常な位置にキープする。

腸骨筋《ちょうこつきん》
股関節の安定や骨盤を支える役割を持つ。

大腿筋膜張筋《だいたいきんまくちょうきん》
歩行や走ったりするときに、脚をまっすぐ出すようにサポートする。

内転筋《ないてんきん》
脚を閉じたり、まっすぐな脚にする役割を担う。

大腿直筋《だいたいちょっきん》
歩行をする際に前方へ脚を出したり、正座した状態から立ち上がるなどひざを伸ばす際に働く。ここの筋肉が、弱かったり、または硬すぎると骨盤が前後にゆがむ原因に。

縫工筋《ほうこうきん》
股関節と膝関節の動きにかかわる筋肉で、人のカラダで一番長い筋肉だといわれている。この筋肉が衰えると、膝が内側に入ってしまい、X脚になってしまう。

負担がかかりやすく、ゆがみやすい

「骨盤がゆがむ」というと、骨そのものが曲がると誤解してしまう人が多いのですが、そうではありません。前述のように骨盤は、さまざまな筋肉と連動しています。日常生活を送るなかで、骨盤につながる筋肉は、ある部分は使われすぎ、ある部分は逆に使われないなど、アンバランスが生じてきます。つまりここでいう骨盤のゆがみとは「骨盤を中心にカラダの左右の筋肉、上半身、下半身のバランスが崩れて安定を失ってしまっている」ということ。

テントを張るときを思い浮かべてください。テントは、まっすぐに立てられた支柱に布をかけ、四隅を均等に引っ張り合うことで、四角錐の形がつくられます。しかし、引っ張る力がアンバランスだと骨組みである支柱が引っ張られ、それらがゆがみとなり、やがて倒れてしまいます。カラダがゆがむとは、ちょうどこの、倒れそうなテントのような状態。そして、上半身と下半身をつなぐ要である骨盤は、そのゆがみが集中してしまいやすい部分なのです。

一日中デスクワークで座りっぱなし、座るときは脚を組んでいるなど、なにげない日頃の生活習慣が、骨盤を中心とした全身のゆがみにつながっていくのです。このような生活習慣を続けると、腰痛や、肩こり、冷えなど全身にさまざまな不調が起こるようになります。また、骨盤とつながっているインナーマッスルが弱くなることで、基礎代謝が落ちて、太りやすいカラダに。さらに、骨盤は頭蓋骨とも連動しているため、骨盤の調子が狂うと、上あごと下あごがゆがみ、顔が非対称になることも……。

まずは自分の骨盤の状態をチェックするために、目をつぶった状態で足踏みを30秒間してみて。スタートした位置から離れてしまった人は、骨盤や全身の左右バランスが崩れている可能性があります。

骨盤がゆがむ生活習慣

生活習慣の積み重ねや、カラダの動かし方のクセによって、カラダはゆがみを生じやすくなります。

- 座るときは、つい脚を組んでしまう
- 肩がけのかばんを使用し、いつも同じ肩にかけている
- 横向き、または、うつ伏せの姿勢で寝ている
- スマートフォンが手放せない
- 足に合わない靴でも、がまんしてはいてしまう
- 気が付くと片脚重心で立っている
- ガニ股あるいは内股歩きになっている

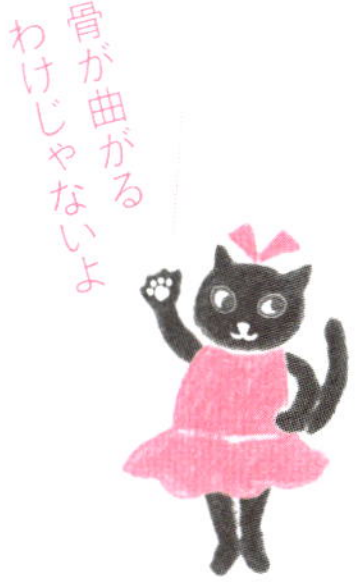

骨盤のゆがみ

骨盤のゆがみには大きく分けて以下のような種類がありますが、実際には複数が混合している場合も多くあります。

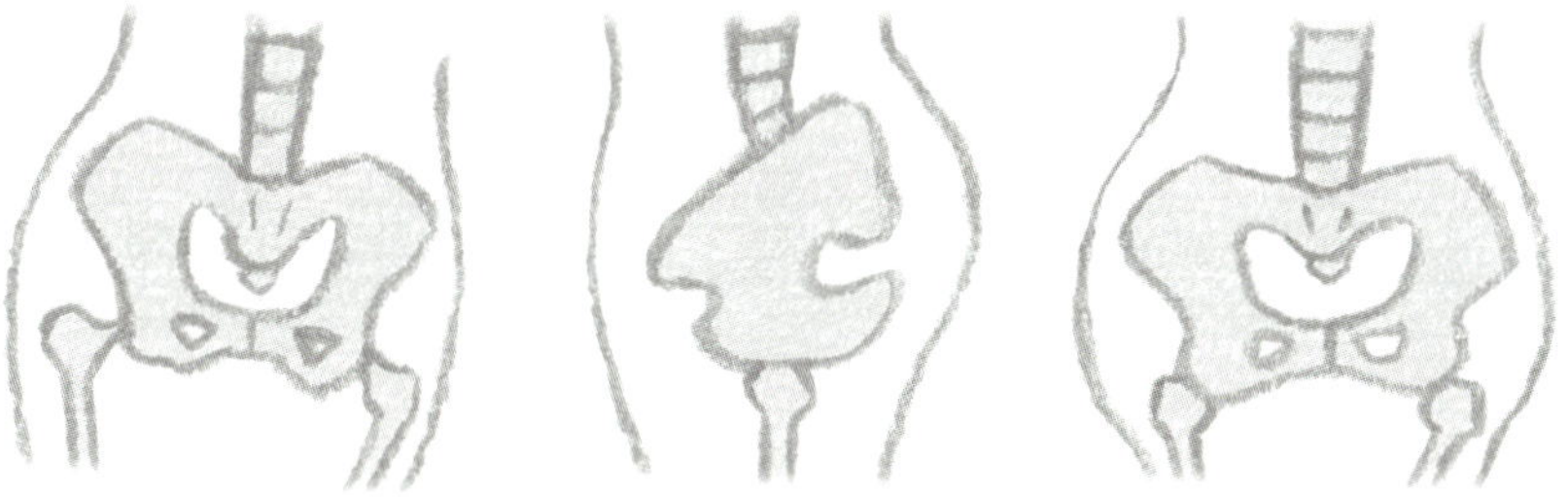

傾いている骨盤

カラダの左右の筋力のアンバランスにより起こる。

足の長さに違いが生じるため、膝や股関節の痛みだけでなく、腰痛や肩こりなどの症状になりやすい。

前傾している骨盤

カラダの前後の筋力のアンバランスにより起こる。

前傾・後傾している骨盤ともに、反り腰や猫背、腰痛、ぽっこりおなか、X脚などの症状になりやすい。

開いている骨盤

出産後に起こりやすい。

カラダの代謝の悪化や、便秘、生理痛、ぽっこりおなかなどの症状になりやすい。

ちつまわりの不調とも深く関係

実は骨盤のゆがみは、これまで繰り返し説明してきた、ちつまわりの冷えや乾燥、骨盤底筋のゆるみを始めとする、女性のさまざまな不調と深い関係があります。

ゆがみが生じている骨盤では、どこかしらの筋肉が硬く縮こまり、すみずみまで血が流れにくくなっています。つまり、骨盤内の血流が滞り、内性器や腸、膀胱の機能に悪影響を与えてしまっているということ。

骨盤がゆがむと、骨盤内の子宮や卵巣が圧迫され、本来の機能、働きに不具合が生じます。すると、骨盤内の血の巡りが悪化し、子宮を収縮させて経血の排出を促す「プロスタグランジン」というホルモンが過剰に分泌されます。プロスタグランジンが過剰に分泌されると、重い生理痛を引き起こします。

そして、骨盤のゆがみを放置すると、そのほかにも、PMSや重い更年期症状、尿漏れ、便秘や痔といったあきらかな病気を招く可能性があります。

さらに、骨盤のゆがみは呼吸とも深い関係があります。呼吸をする際は、インナーマッスルである横隔膜の上下運動が起こります。横隔膜と骨盤底筋は連動しているため、骨盤底筋の弾力が安定した呼吸につながるのです。

つまり、骨盤がゆがみ、インナーマッスルが衰えた状態では、深い呼吸がしにくくなり、常に息が浅くなってしまいます。すると、全身に新鮮な酸素が行き渡りにくくなり、疲れやすいカラダに……。疲労状態が続くと、全身の筋肉がリラックスできず、さらにギュッと縮こまって、カラダの不調を悪化させてしまうのです。骨盤のゆがみは自然に治るものではありません。日頃の姿勢や生活習慣を見直すとともにPART2の骨盤ヨガでケアしましょう。

呼吸と骨盤底筋

呼吸の動きは、骨盤底筋と、骨盤につながっているインナーマッスルが行っています。そのため骨盤がゆがんでいると、深い呼吸がしにくくなり、全身に影響してしまいます。

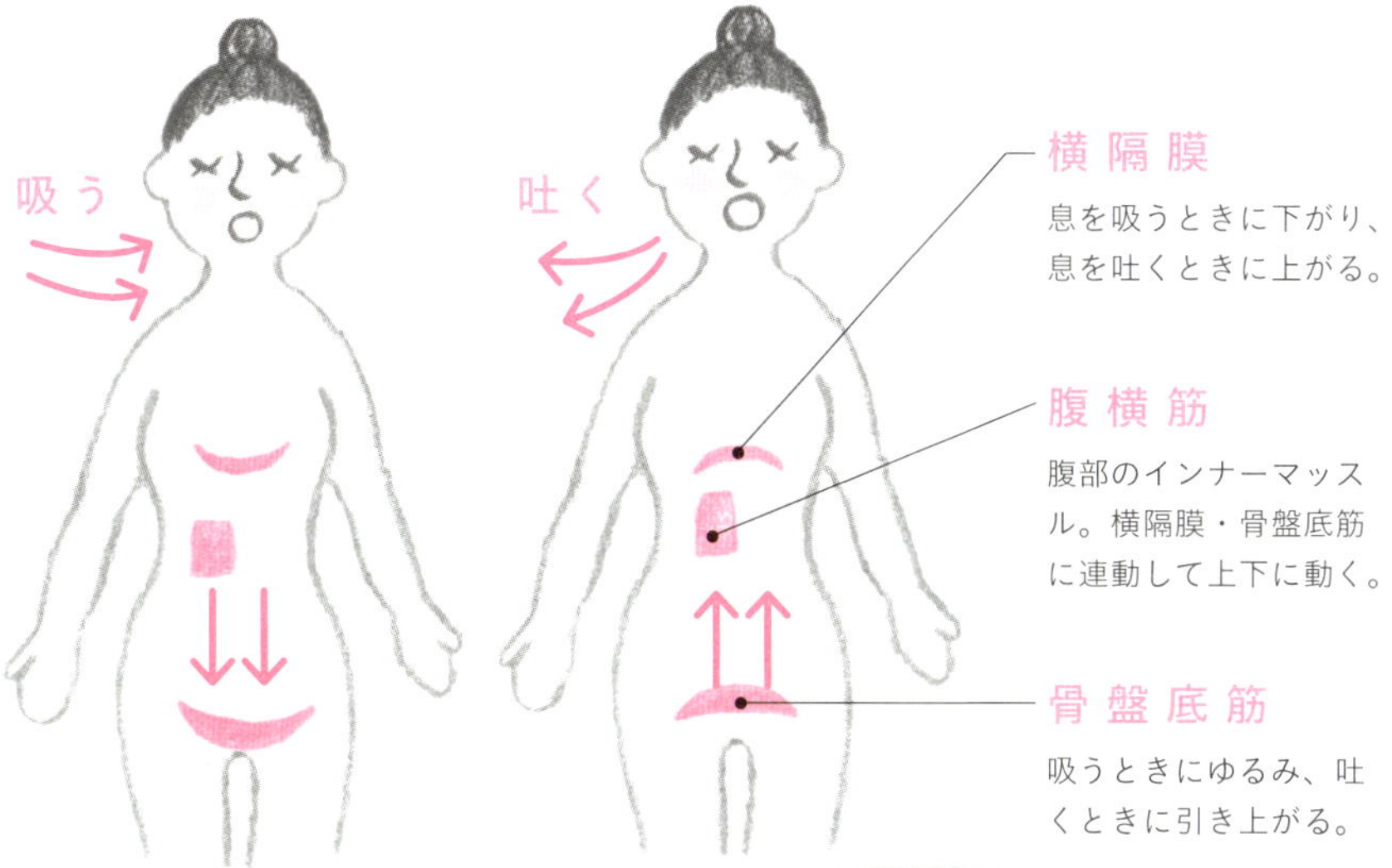
吸う
吐く
横隔膜
息を吸うときに下がり、息を吐くときに上がる。
腹横筋
腹部のインナーマッスル。横隔膜・骨盤底筋に連動して上下に動く。
骨盤底筋
吸うときにゆるみ、吐くときに引き上がる。

骨盤のゆがみが引き起こす悪循環

骨盤底筋の血行が悪化 ▶ ちつの冷え ▶ 骨盤底筋の血行が悪化 ▶ 骨盤がゆがみ、筋肉が硬く萎縮する ▶

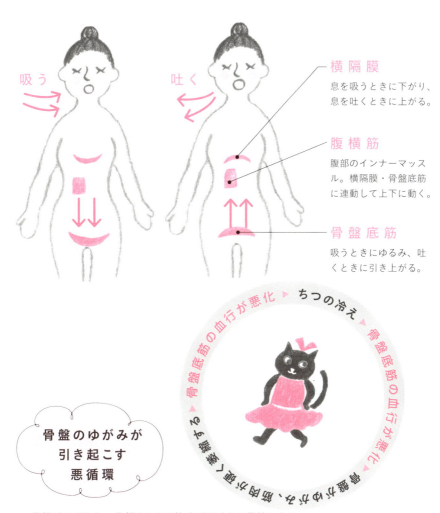

骨盤がゆがむと、骨盤まわりの筋肉が硬くなり萎縮します。
そうすると骨盤底筋の血行が悪くなり、ちつの冷えに波及します。
ちつが冷えると、さらに骨盤底筋の血行が悪くなり、
骨盤まわりの筋肉が萎縮するという悪循環に陥ります。

骨盤は開閉を繰り返している

骨盤のゆがみとあわせて意識したいのが「骨盤の開閉」リズムです。骨盤はカラダのリズムと連動し、開閉を繰り返しており、自律神経と深い関係があります。骨盤が締まると交感神経が優位になることで、気分が上がり、活発になります。骨盤がゆるむときは、副交感神経が優位になることで、気分が落ちつき、リラックスモードに。

なお、リズムにはいくつかの種類があります。一つは生理と連動したおよそ1ヵ月のサイクル。生理中は生理2～3日目にかけて一番骨盤がゆるみ、その後は排卵日に向かって締まります。そして排卵期以降はまた生理に向けて開いていくのです。

もう一つは、1日のサイクル。活動に向けてカラダが目覚める朝にはキュッと締まり、日中に昼休憩をとると骨盤が一時的にゆるみ、そして午後の仕事に向けて再び締まります。休息する夜になるとリラックスできるようにゆるみ、入眠直前でゆるみ切ります。健康なカラダは、骨盤の開閉リズムにもとづいて、自然に目覚めたり、活動したり、睡眠したりといったサイクルがあるのです。

開閉リズムの乱れも不調を招く

理想の開閉リズムは、ゆるむべきときにゆるんで、締まるべきときに締まること。しかし、骨盤のゆがみ、骨盤底筋のゆるみ、周囲の筋肉の萎縮が原因で、開閉がスムーズにいかなくなります。この状態が長く続くと、眠っても、だるさや疲れが残るように……。卵巣や子宮にも影響し、生理痛、ちつの冷え、性欲低下といった不調が起こってくるのです。

骨盤のリズムを整えるためには、骨盤まわりの筋肉をゆるめたり、鍛えたりして弾力のあるしなやかな状態を保つことが大切です。

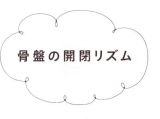

骨盤の開閉リズム

女性の骨盤の開閉リズムの周期を知ろう！
骨盤の開閉リズムが整うことで、
心身が健康に保たれます。

1日のリズム

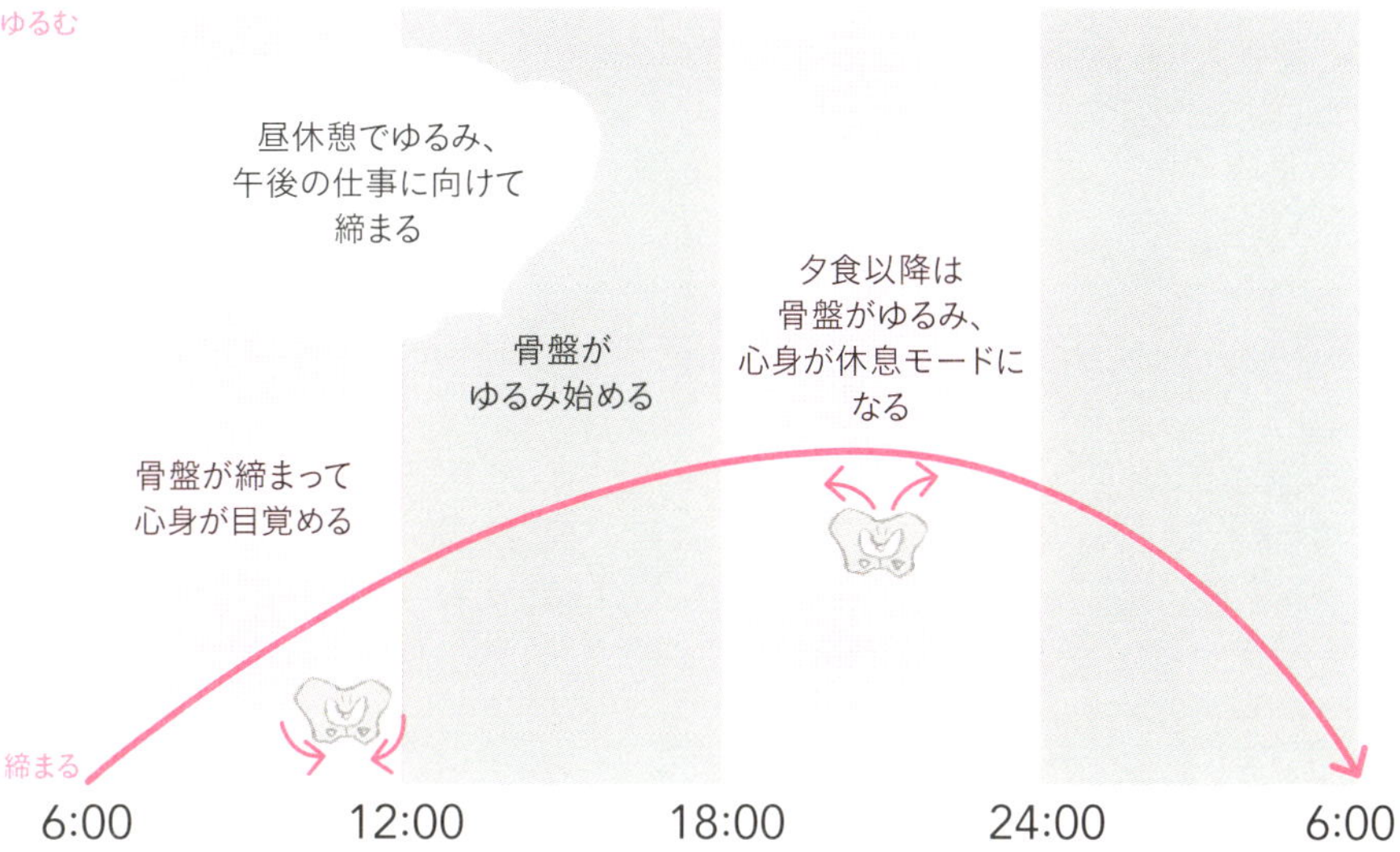
ゆるむ
締まる
昼休憩でゆるみ、午後の仕事に向けて締まる
骨盤がゆるみ始める
夕食以降は骨盤がゆるみ、心身が休息モードになる
骨盤が締まって心身が目覚める
6:00
12:00
18:00
24:00
6:00

生理と連動したリズム

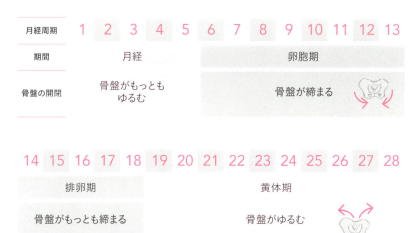

月経周期	1	2	3	4	5	6	7	8	9	10	11	12	13
期間	月経					卵胞期							
骨盤の開閉	骨盤がもっともゆるむ					骨盤が締まる							

14	15	16	17	18	19	20	21	22	23	24	25	26	27	28
排卵期					黄体期									
骨盤がもっとも締まる					骨盤がゆるむ									

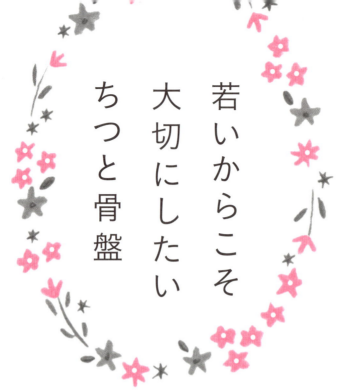

若いからこそ大切にしたいちつと骨盤

10代のちつもSOSを発します！

女性としての健康度がもっとも高い、10代後半から20代前半では、ちつまわりや骨盤についてはあまり意識していないかもしれません。特に、若い女性は、まだまだ女性ホルモンの分泌が活発で、体力もあるため、がんばりがききます。そのため、体型を気にして食事を抜いたり、仕事や私生活が原因で睡眠不足になったりと、ついつい、健康のことは後回しになりがちです。

ですが、**カラダへの無理が蓄積しているのに気づいていないだけで、その影響は、徐々にちつまわりに表れてきます。**

生理の不調やPMS、おなかや腰の冷え、便秘や下痢はありませんか？「女性だから多少は当たり前」と軽く見てはいませんか？　それらは実は、ちつからのSOSです。そのまま、ちつや骨盤をかえ

ちつと骨盤ケアは若いときから大切

ちつや骨盤の状態が整っていると、女性ホルモンは
正常に分泌されます。女性ホルモンは子宮や
卵巣の機能を整えてくれるので、結果として、
美しく、不調知らずでいられるのです。

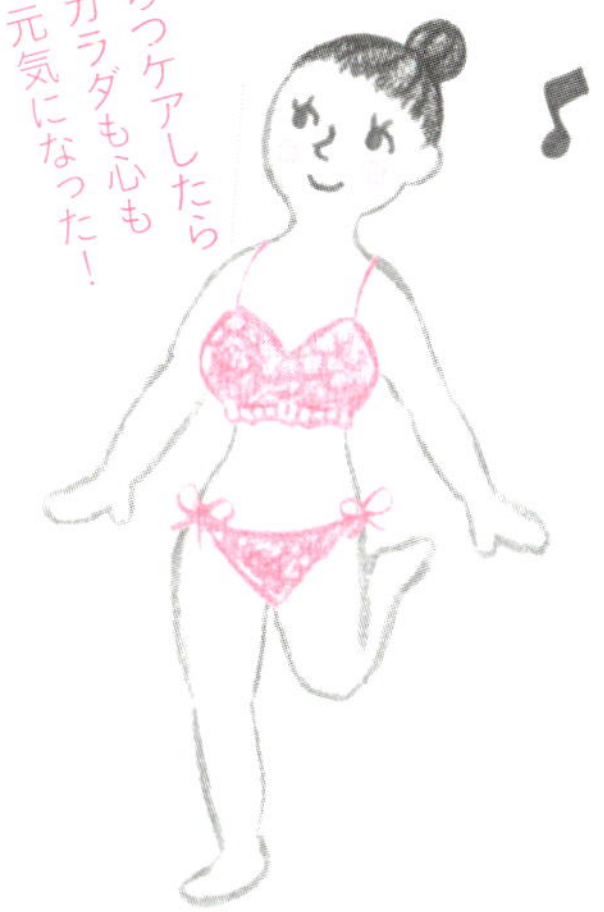
ちつケアしたら
カラダも心も
元気になった！

夜眠くなり、朝はパッチリ目覚める、健康的な生活リズムに

代謝がアップ、ダイエットしなくてもキレイなカラダがキープできる

肌や髪の潤いがアップして、ツヤツヤになる

PMS、生理痛が軽くなる

セックスを楽しめるようになる

便秘や下痢など、消化器系の不調が改善

りみない毎日を送っていると、機能はどんどん衰えてしまいます。

するとどうなるかというと、まずは**妊娠する力が弱くなります。性欲が起きなかったり、セックスのときにぬれにくくなるなどの症状が起こるように。**

さらに進行すると、プレ更年期障害といって、30代など若いうちから更年期のような不調症状が表れるようになります。女性ホルモンの分泌が減っていくので、カラダの不調だけでなく、美容面にも影響が表れます。つまり、**年齢以上に老けてしまう**のです。

逆に、ちつと骨盤ケアをこまめに行ったり、正しい生活リズムを心がけていると、女性器の機能が整い、女性ホルモンの力により、体型も肌や髪も不調がなくなり、美しく保たれるのです。

ちつや骨盤は若いときから大切にしてください。そのことが、40代、50代になったときの差となって表れます。

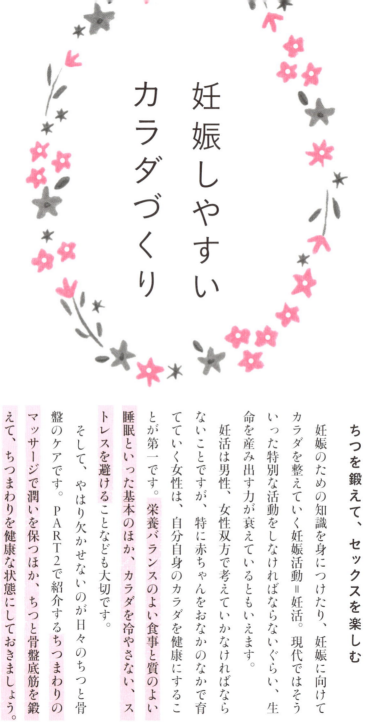

妊娠しやすいカラダづくり

ちつを鍛えて、セックスを楽しむ

妊娠のための知識を身につけたり、妊娠に向けてカラダを整えていく妊娠活動＝妊活。現代ではそういった特別な活動をしなければならないぐらい、生命を産み出す力が衰えているともいえます。

妊活は男性、女性双方で考えていかなければならないことですが、特に赤ちゃんをおなかのなかで育てていく女性は、自分自身のカラダを健康にすることが第一です。栄養バランスのよい食事と質のよい睡眠といった基本のほか、カラダを冷やさない、ストレスを避けることなども大切です。

そして、やはり欠かせないのが日々のちつと骨盤のケアです。PART2で紹介するちつまわりのマッサージで潤いを保つほか、ちつと骨盤底筋を鍛えて、ちつまわりを健康な状態にしておきましょう。ちつがぬれやすくなり、弾力もアップして、締まり

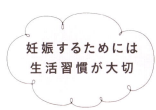

妊娠するためには生活習慣が大切

女性のホルモンバランスが乱れると、
排卵機能が低下し、不妊につながる恐れも。
まずは、規則正しい生活習慣を心がけてください。

- ストレスをためない
- カラダの冷えを解消する
- 適度な運動を大切に
- 極端なダイエットはしない、やせすぎも、太りすぎもNG
- 栄養バランスを考えた食事をする
- 禁煙する

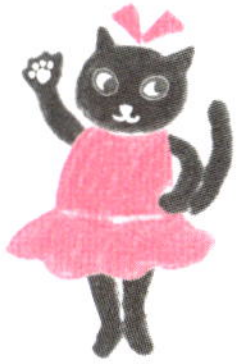

がよくなって、刺激に対して敏感に反応するようになります。

快感を得られれば、さらに締まりがよくなり、愛液もたくさん分泌されます。**女性がオーガズムに達すると、愛液の粘度が高くなり、精子をしっかりキャッチして、子宮へと送り込む機能が上がります。**つまり、妊娠しやすいカラダになるのです。ただし、女性のオーガズムはとても繊細で、心からリラックスしなければ、なかなかイクことができません。妊活のためだけにセックスをしている人もいるかもしれませんが、「妊娠しなければ」という思いが知らず知らずのうちに、心のブレーキになって、オーガズムを妨げてしまうこともあり得るのです。

セックスや性欲は人間の本能で、とても自然なこと。妊娠の前に、セックスを通して自身の女性の部分や、パートナーとの関係をポジティブに楽しむ気持ちが大切です。

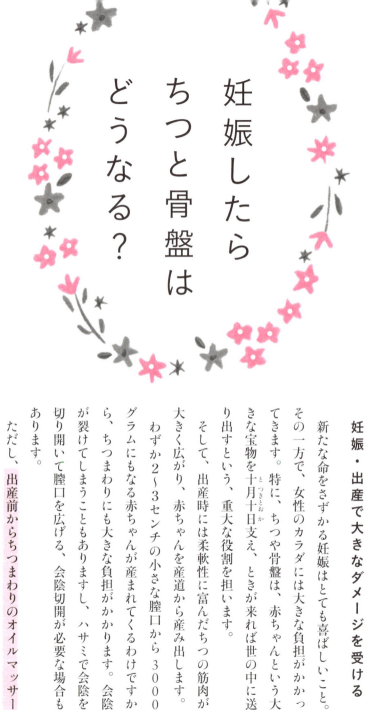

妊娠したら ちつと骨盤は どうなる？

妊娠・出産で大きなダメージを受ける

新たな命をさずかる妊娠はとても喜ばしいこと。その一方で、女性のカラダには大きな負担がかかってきます。特に、ちつや骨盤は、赤ちゃんという大きな宝物を十月十日《とつきとおか》支え、ときが来れば世の中に送り出すという、重大な役割を担います。

そして、出産時には柔軟性に富んだちつの筋肉が大きく広がり、赤ちゃんを産道から産み出します。

わずか2～3センチの小さな膣口から3000グラムにもなる赤ちゃんが産まれてくるわけですから、ちつまわりにも大きな負担がかかります。会陰が裂けてしまうこともありますし、ハサミで会陰を切り開いて膣口を広げる、会陰切開が必要な場合もあります。

ただし、出産前からちつまわりのオイルマッサージをしておくと、ちつがやわらかくなるため、赤ちゃ

妊娠による影響

妊娠・出産により女性のカラダは大きく変化します。状況に応じて必要なケアを行うことが大切です。

妊娠初期〜中期

ホルモン状態が変わり夜間頻尿や腰痛が起こる場合もある。横座りなど、ゆがみを招く姿勢は避けて。免疫力も低下するので、ちつまわりを清潔にして、ちつの感染症予防を。

妊娠後期

子宮が赤ちゃんの重みで重くなり、骨盤底筋や股関節に負担がかかり、尿漏れや腰痛、股関節痛が起こる場合もある。骨盤ベルトや骨盤底筋トレーニングで骨盤のゆがみ予防を。

出産〜出産直後

骨盤が開ききった状態になり、出産直後は骨盤がグラグラして不安定になる。会陰切開でちつまわりの皮ふにダメージを受けている場合も。無理せずに休養することが大切。

産後半年以内

骨盤のゆがみが元に戻り、骨盤底筋がダメージから回復する時期。骨盤底筋トレーニングや骨盤ヨガを行い、ゆがみを整えて。ちつまわりのオイルマッサージもおすすめ。

んが産道を通りやすくなって、出産がラクに。さらに産後の回復も早まるとされています。

もう一つ、妊娠で起こるカラダの変化が骨盤のゆがみです。妊娠20週目ごろになると、ホルモンの働きによって骨盤の骨をつないでいる靭帯がゆるみ、骨盤が開きやすくなるのです。

これは赤ちゃんをスムーズに産道から送り出すための自然な働きですが、妊娠によって体重が増え、姿勢も変わるため、骨盤のゆがみを招きます。

加えて、骨盤を大きく開いて赤ちゃんを産み出す出産も、骨盤の靭帯や関節に大きなダメージを与えます。これらにより、出産後は骨盤がグラグラと不安定な状態になり、尿漏れや腰痛、股関節の痛みなどが出てくる場合も。

産後2〜4週間くらい待って子宮を回復させてから、骨盤のゆがみを正す、骨盤底筋トレーニングを行ってください。

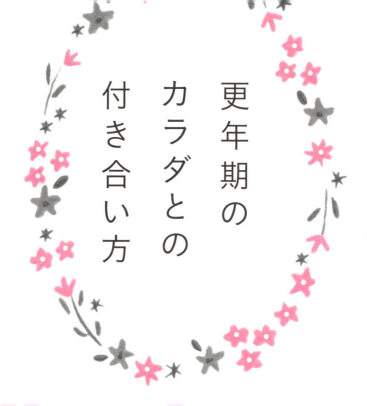

更年期のカラダとの付き合い方

更年期にはちつや骨盤も影響を受ける

更年期で女性ホルモンの低下が本格化してくると、ちつと骨盤にも影響が表れてきます。ちつの乾燥や骨盤底筋のゆるみによる、外陰部のかゆみや尿漏れから、全身の不調までさまざまな症状が出るようになります。

また、更年期の影響による自律神経の乱れから、心身の状態も不安定になります。ただし「更年期だから」とあきらめモードになってしまうのは禁物です。ここでしっかりと生活を見直し、ちつと骨盤を整えるケアを行えば、更年期症状を軽減できます。また、PART4で紹介する植物療法もおすすめです。

そして大切なのが閉経後のことです。60代、70代以降の元気と若さを保つために、女性ホルモンの分泌量をできるだけキープしておくことがとても重要です。そして、ちつと骨盤のケアはそのための方法

更年期に起こりやすい不調

更年期にはさまざまな心身の不調が表れますが、
同時に、大きな病気になりやすい時期でもあります。
更年期の不調と決めつけず、まずは婦人科を
受診しましょう。

カラダの不調

・月経周期の乱れ、不正出血
・ホットフラッシュ（のぼせ、ほてり、多汗）
・冷え
・倦怠感
・動悸、息切れ
・めまい、耳鳴り
・血圧の変化
・肩こり、腰痛、関節痛、筋肉痛
・肌の乾燥
・抜け毛、白髪
・GSM（P.21）
・肥満

心の不調

・不眠
・イライラ、憂うつ感
・気力の低下
・集中力の低下
・記憶力の低下

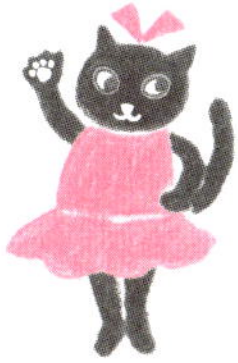

としてとても有効です。

ただし更年期の症状の出方には個人差があり、生活に支障が出るほど重くなることも。つらい場合は婦人科を受診し、治療を受けましょう。医師と相談しながら、自分に合う方法を見つけることができます。

・低用量ピル

女性ホルモンを薬で取り入れ、ホルモンバランスを調整。閉経前の女性に処方されます。

・HRT（ホルモン補充療法）

加齢によって減少した分だけ、必要最低限の女性ホルモンを補います。持病などにより、受けられない人もいます。

・漢方薬

カラダ全体の調子を整えて、さまざまな症状を改善していきます。効果が出るまでに時間がかかりますが、副作用が少ないメリットがあります。

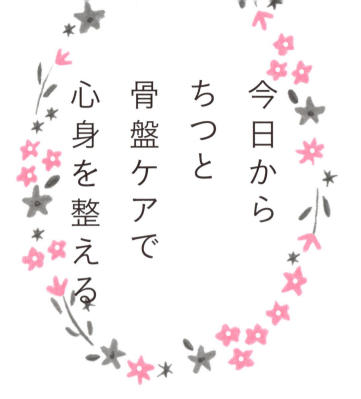

今日からちつと骨盤ケアで心身を整える

女性の美しさを保つための大切な器官

ここまで、女性の健康のためにちつと骨盤がいかに大切か、ということについてお話ししてきました。

現代女性は、ストレスの多い環境や、生活リズムの乱れ、カラダをあまり使わない生活習慣などによって、ちつと骨盤が衰え、ゆがみやすくなっています。そのため、女性器まわりや生理にまつわる悩み、冷えや肩こり、肌や髪の衰えなどのさまざまな不調を抱えています。

それらを、もともとの体質だから……、生理だから……、年だから……、生理だから……「仕方がない」と、受け入れている人が多いのではないでしょうか。でも、そんなふうにあきらめる必要はありません。**ちつや骨盤を整えることによって、心身の不調はおのずと軽くなっていきます。**

まだ日本では、ちつと骨盤のケアといっても、ど

女性にとって大切な2種類のホルモン

ちつと骨盤ケアをすることで、女性のカラダをコントロールしている、エストロゲン（卵胞ホルモン）とプロゲステロン（黄体ホルモン）が正常に分泌されるようになります。

エストロゲン（卵胞ホルモン）

排卵期に分泌され、女性らしさをつくる

- 肌や髪に潤いやツヤを与える
- 代謝をアップさせる
- 肥満を予防する（皮下脂肪の再生を抑制する）
- 記憶力を高める
- 血管を強くする
- 骨を強くする

プロゲステロン

黄体期に分泌され、妊娠に備えたカラダをつくる

- 子宮内膜や子宮筋の動きを調節する
- 乳腺を発達させる
- 血糖値を正常にする
- 体内の水分量を調節する
- さまざまな心身の変化を起こす（トイレが近くなる、食欲が増す、眠くなる、イライラ、憂うつ感など）

んなことをすればよいかわからない人が多いと思います。まずは自分のちつが今どんな状態なのか、きちんと把握することから始めてみてください。

日頃からカラダの不調を感じている人は、ちつが乾いていたり、硬くなったりしていませんか？

ちつが乾燥しているとカラダのホルモンバランスが乱れ、さまざまな不調が表れるようになります。ちつと骨盤をケアすれば、女性のカラダをコントロールするホルモンが正しく分泌されるようになり、全身の不調が改善されます。

ちつと骨盤は女性を象徴する部分。女性の元気と魅力はここからつくられるといっても過言ではありません。日々、ケアをして愛おしむことで、女性としての自信と余裕も出てきます。

本書では、ちつと骨盤を温め、潤し、しなやかにする5つのケアをご紹介します。ぜひ今日から、ちつと骨盤のケアを始めてみてください。

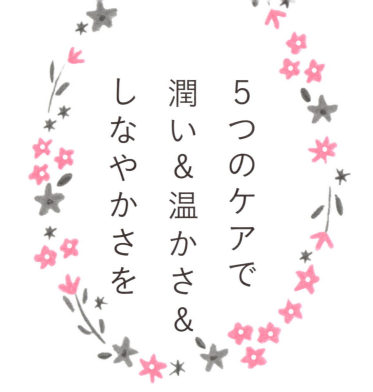

5つのケアで潤い＆温かさ＆しなやかさを

ちつと骨盤が若返るケア

①ちつまわりを洗う

ちつまわりの皮ふは非常にデリケート。毎日やさしく、丁寧に洗ってください。かゆみや乾燥が気になる人は、洗浄剤などは使わず、お湯や水だけで洗うようにしましょう。

②ちつまわりの保湿

洗った後は、カラダ用のローションや保湿クリームで、外陰部を潤しましょう。

③ちつまわりのマッサージ

外陰部やちつの内側まで、オイルマッサージをします。乾燥や、におい、黒ずみなどは、オイルマッサージを続けるうちに改善していきます。また、自分のカラダをすみずみまで触ることによって、こまめに状態をチェックし、変化に気づきやすくなるメリットもあります。

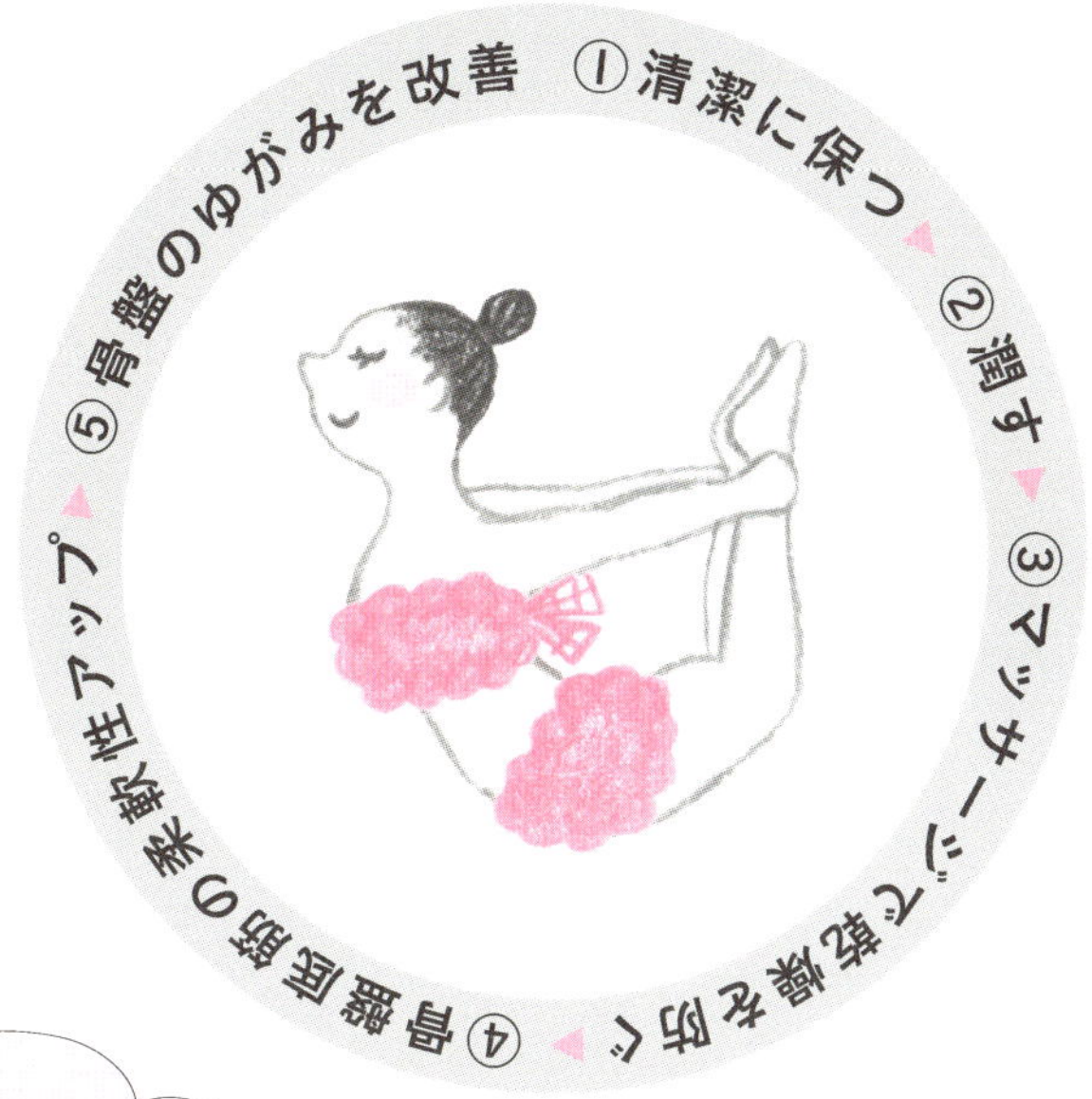
①清潔に保つ▶②潤す▶③マッサージで乾燥を防ぐ▶④骨盤底筋の柔軟性アップ▶⑤骨盤のゆがみを改善

健やかなちつをつくる5つのケア

5つのケアは、できるところからでOKですが、並行して行うことでより効果バツグンに！　ケアを続けていくと、ちつが潤って温まり、しなやかになっていきます。

④骨盤底筋トレーニング

年齢とともに、誰でも骨盤底筋は衰えます。ですが、自分で鍛えることが可能。骨盤底筋トレーニングはいつでもどこでもできるので、気づいたときにこまめに行いましょう。

⑤骨盤ヨガ

骨盤ヨガを行うと骨盤のゆがみを改善し、開閉リズムを整えることができます。さらに、深い呼吸をすることで、自律神経を整える効果も。

特に本書では、子宮やちつなどを健康に保つことで、女性力アップにつながるポーズを厳選して紹介しています。骨盤のゆがみやリズムを改善しながら、女性の性機能も高めていきましょう。

また、多くの女性が悩みがちな生理痛や肩こり、腰痛などといった不調を解消するためのポーズも紹介しています。自分のカラダの状態に合ったものを実践してみましょう。

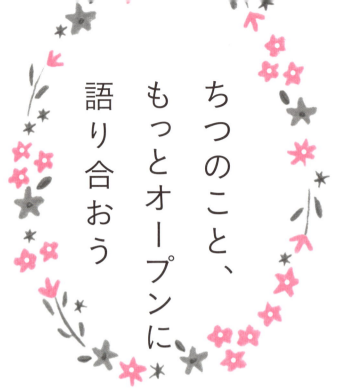

ちつのこと、もっとオープンに語り合おう

ちつケアを当たり前にしよう

ちつや子宮を始めとする、女性だけが持つ器官や女性のカラダについては、最近、インターネットや本などで情報も出回り、少しずつ語られるようになりました。

すでに、欧米などでは、ちつのケアは、女性が自分のカラダを健やかに保つ方法として当たり前になっています。しかし、日本では、まだまだ理解が進んでいません。ちつのケアをしているというと、いやらしいイメージでとらえる人もいるでしょう。また、セックスや排泄に関係する場所のため、恥ずかしい、できれば目をそむけていたい、と感じている人もいるかもしれません。ですが、ちつと向き合うことは、女性の健康に一生かかわる、とてもまじめで大切なことなのです。

ちつと骨盤は、女性にとってもっとも大切な部分

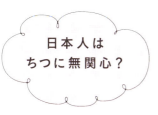

日本人はちつに無関心？

下記のグラフは、欧米諸国と比較した子宮頸がんに関するグラフです。いかに、日本人女性がちつを蔑ろにしていたかが、一目瞭然です。

世界各国の子宮頸がん死亡率と罹患率、HPVワクチン摂取率と子宮頸がん検診受診率

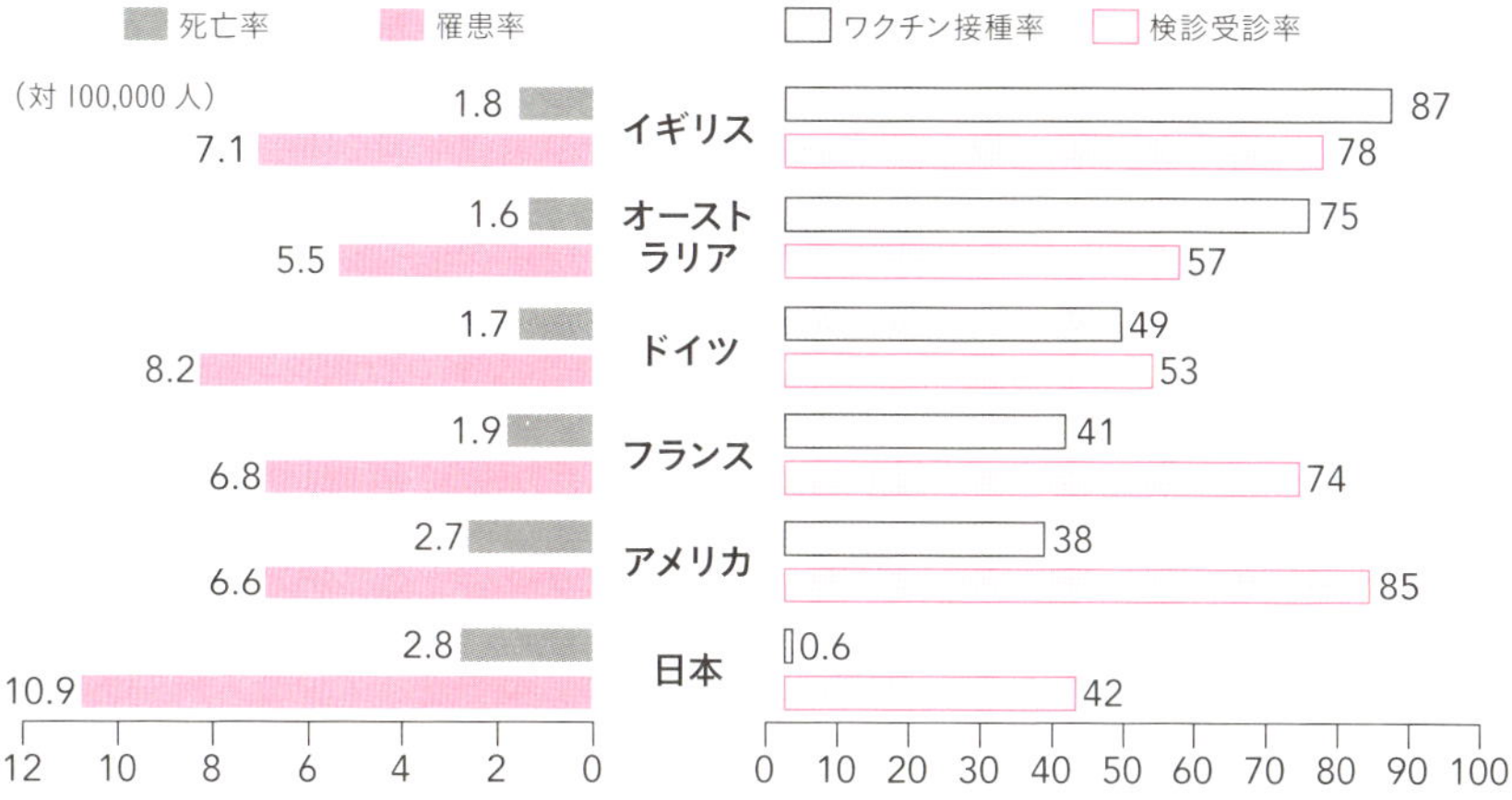

（女性の健康増進を通じた女性の活躍推進と経済成長より）

であり、女性の元気と魅力の「みなもと」でもあります。恥ずかしがらず、自分の一部である、ちつや骨盤を大事にしてあげましょう。

ちつや、生理、セックスなどにまつわる話題は、これまでタブーとされてきました。でも、自然の一部である人間としては当たり前のことです。おおっぴらに話すのは少しはばかられるかもしれませんが、女性同士ではもっと話題にしてもよいのではないでしょうか。ちつケアのことや悩みについて、情報交換をしていきましょう。女性の一番大切な部分のことを女性同士がポジティブに受け止め、語り合えるようになるとよいですね。

そして、顔やカラダのケアに一生懸命になるのと同様に、今日からちつと骨盤の健康にも気を配ってください。ちつと骨盤のケアを習慣にすることこそ最高のアンチエイジング。心やカラダの状態が変化していることを実感できるはずです。

思わぬところに波紋を及ぼす、ちつと骨盤の衰え

意外なのが、声の変化です。若いときに比べ声が低くなったり、ふるえるようになります。これは、女性ホルモンの低下とのどの劣化による老化の影響や、乾燥、筋肉の衰えが原因です。粘膜と筋肉でできているのどは、構造としてはちつと同様。つまり、声の変化は、ちつの衰えのサインです。

そして骨盤まわりの筋肉の衰えは、本人だけでなく他人をも巻き込む恐ろしい影響を及ぼすことがあります。最近、高齢者のアクセルとブレーキの踏み間違えによる自動車事故が注目を集めています。これは、注意力やとっさの判断力の衰えもありますが、一方で、身体的な原因もあると考えられます。骨盤まわりの筋肉が衰えると、脚を内側に引き寄せてブレーキを踏むという動作も難しくなります。年を重ねるごとにＯ脚になり、脚を中心に戻す力が少なくなるのです。その結果、「ブレーキを踏んだつもりでアクセルを踏んでしまう」ということが起こってしまうわけです。

骨盤はまさに、全身の「要」となる部分。心身ともに若さを保つ以外に、人生を健康で安全に過ごすためにも、骨盤のケアは欠かせないのです。

PART 2

カラダが喜ぶちつと骨盤ケア

ここからはちつと骨盤ケアの実践編です！
本書で紹介するケアは5つ。
短時間で簡単にできるものばかりなので、
さっそく今日から実践してみてください。
不調がなくなり、カラダが変わっていくのを
実感できますよ。

実践！
ちつと骨盤
5つのケア

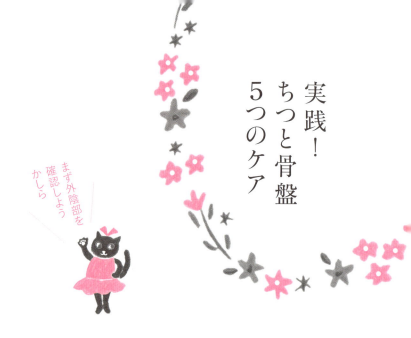

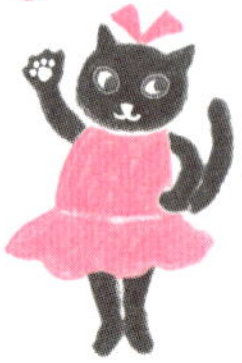

ケア1 ちつまわりを洗う

ちつまわり（外陰《がいいん》部）は、丁寧に、やさしく洗ってください。大陰唇《だいいんしん》・小陰唇《しょういんしん》などもきちんと洗うことで、においや黒ずみ、冷えなどの気になる症状も軽減されていきます。慣れるまでは、鏡でチェックしながら洗ってみましょう！

→ P.69 〜参照

タイミング　毎日。週1〜2回は鏡を見て丁寧に

注意事項
・外陰部に爪を立てない
・ゴシゴシこすらない
・ちつのなかは自浄作用があるので、ボディソープは使わない

ケア2 ちつまわりの保湿

ちつまわりの皮ふは、まぶたの皮ふよりも薄いため、水分が蒸発しやすく、保湿力が低いという特徴が。また、一日中下着に覆われていることで、より乾燥しやすくなっています。そこで、お風呂上がりにバスタオルでカラダを拭く前に、ちつまわりのデリケートゾーンを保湿しましょう。顔やカラダのケアと同じように毎日の保湿を心がけてください。

→ P.72 〜参照

タイミング　毎日

注意事項
・顔より先にちつを保湿する
・こすって塗りこまないように
・肌に合わない保湿剤の使用はすぐにやめること

ケア3 ちつまわりのマッサージ

欧米では、施術を行う専門家がいるほど、一般に認知されているちつマッサージ。外陰部やちつのなかをマッサージすることで、血流がよくなってちつを温める効果があります。ちつが温まると女性ホルモンの働きが整い、女性特有の不調が改善。髪や肌にもツヤが出るなど、美容効果も期待できます。試したことがない人も、ぜひこの機会にチャレンジしてみてください。

→ P.74 〜参照

タイミング　週2〜3回

注意事項
・生理始めの3日間は行わない
・指を入れて痛いときは、外陰部のみマッサージする
・体調がすぐれないときは行わない

ケア **4**

骨盤底筋トレーニング

加齢や日頃の習慣で衰えやすい骨盤底筋。骨盤底筋が衰えると、ちつの冷え、尿漏れや姿勢のゆがみなど、さまざまな症状を引き起こします。そこで意識して骨盤底筋を動かすようにしてみましょう。骨盤底筋トレーニングはコツをつかめば、どこでもできるところが最大のメリット！ 仕事中、通勤中、寝る前など、思いついたときに試してみてください。

→ P.80 〜参照

タイミング　いつでも・どこでも

注意事項　・生理中は行わない

ケア **5**

骨盤ヨガ

骨盤のゆがみやリズムを整えるのに効果的なヨガ。ちつや子宮などの女性力アップのために効果的なポーズ、そして女性特有の不調を改善するためのポーズに特化して紹介しています。また、深い呼吸をすることで全身の血流の流れをよくし、リラックス効果も得られます。まずは、基本的な呼吸法から習得していきましょう。

→ P.88 〜参照

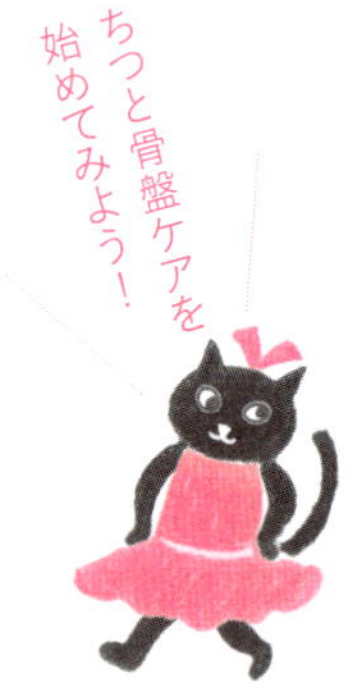

ケア1
ちつまわりを洗う

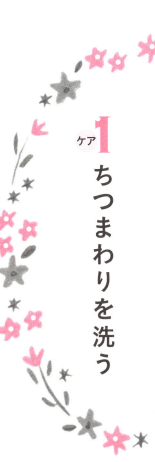

ちつまわりは丁寧に洗って！

ちつまわりのなかでも、体外と直接触れている外陰部はデリケートかつ、汚れがたまりやすい部分です。カラダを洗うついでにササッと洗う程度では汚れが落ちません。ただし、逆にゴシゴシと力まかせに洗えば、外陰部を傷つけてしまう可能性があります。**基本、毎日洗い、週1〜2回は、鏡でよく見ながら洗うのがおすすめです。**

外陰部は大陰唇、小陰唇などのひだが多く、ひだの間に、排泄物や体液、アカがたまりやすくなっています。**ひだをかきわけるようにしながら、丁寧に洗いましょう。**デリケートゾーン専用のソープをよく泡立て、指の腹を使ってやさしく洗ってください。爪を立てたり、こすったりしないこと。そのためにも、爪はあらかじめ短く切っておきましょう。

クリトリスは人によっては、皮が大きく発達していて、内側に汚れがたまりやすくなっています。皮をめくり、すみずみまでよくチェックしましょう。ちつのなかは、お湯を流しながら、指でなでる程度でOKですが、シャワーの水流を直接ちつのなかに入れるのは避けてください。

ちつまわりの洗い方

1　洗い場の床に体育座りをし、
外陰部が見えるように
鏡をセット。

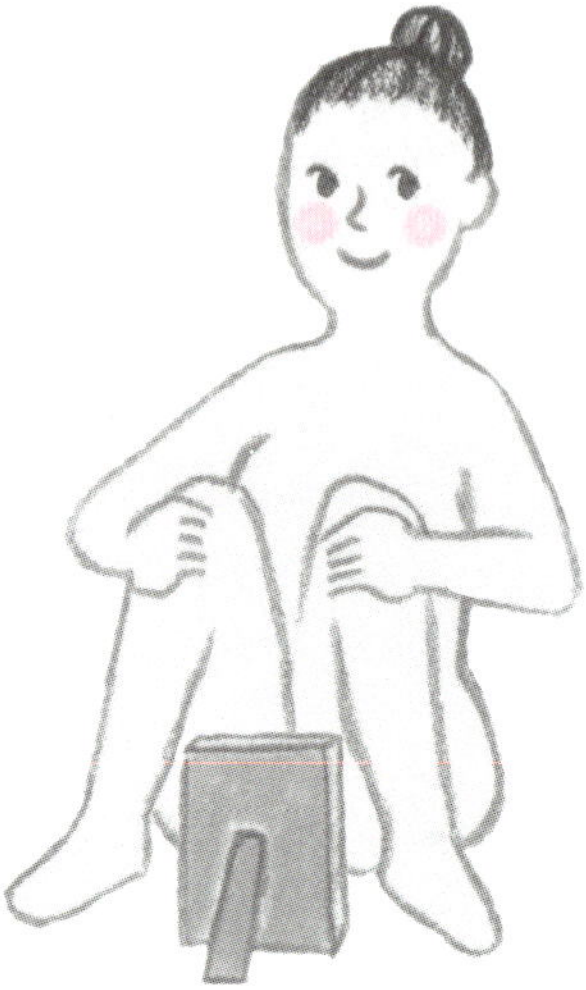

2　ぬるま湯で手のひらを濡らし、
デリケートゾーン専用のソープを
よく泡立てる。

3　外陰部全体を手で
包むようにして洗う。

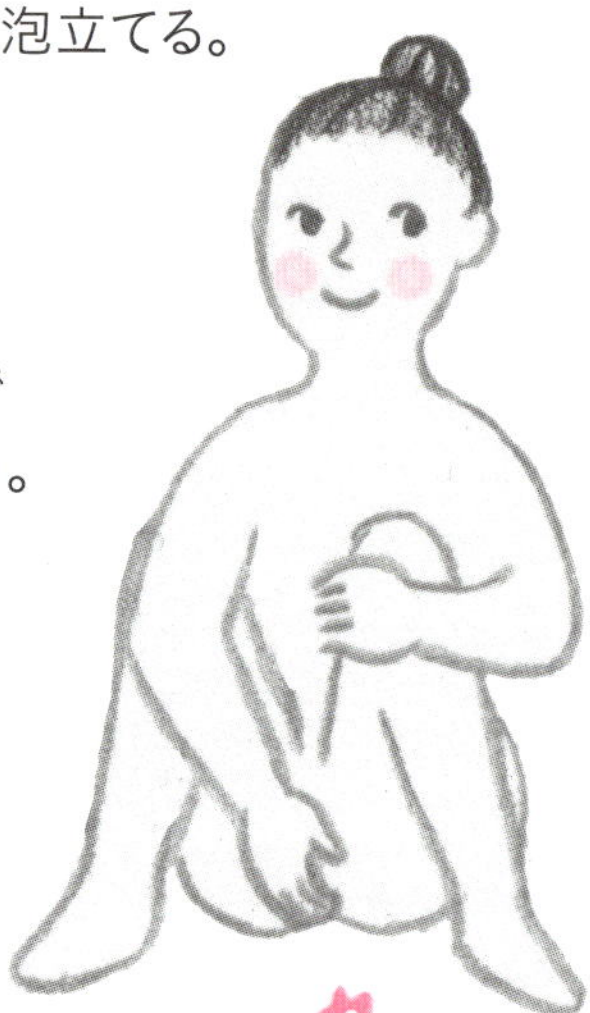

4　大陰唇を指でつまみ、裏側まで
チェックしながら指の腹で
やさしく洗う。

5 小陰唇のひだも同様にする。

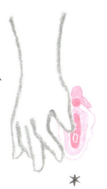

6 クリトリスの皮をめくり、
指の腹で内側を
やさしく洗う。

7 肛門のまわりを洗う。シワの間に汚れが
たまりやすいので、シワを広げるようにしながら。

8 シャワーで流す。ちつに
直接シャワーの水流を
あてないように注意。

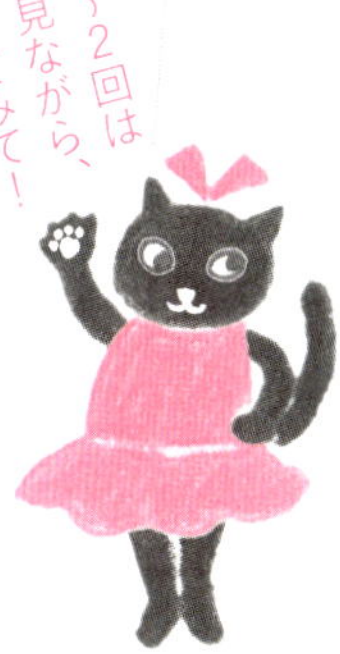

プラスα

デリケートゾーン専用のソープはドラッグストアで購入することができます。通常のボディソープのところではなく、生理用品などと一緒に売られていることが多いようです。ただし、品数が豊富なドラッグストアは少ないので、インターネットで購入するのがおすすめです。

ケア 2
ちつまわりの保湿

顔より先に、ちつの保湿を！

お風呂上がりに真っ先に保湿すべき場所は、顔やカラダではなくちつまわりです。

ちつまわりは、皮ふが薄く、肌のバリアとなる角質層もないため、顔よりもずっと乾燥しやすいのです。あっという間に、水分が蒸発して乾燥してしまうので、保湿効果を高めるためにも、お風呂から出たら、タオルを押しあてるようにして水気を取り除き、すぐにローションやクリームを大陰唇と小陰唇、肛門まわりにやさしくぬり込みましょう。

ふだん使っているカラダ用のローションやクリームで構いません。また最近では、ちつまわりにやさしい専用の保湿アイテムもいろいろと発売されています。

スキンケアの際に、ローションをパンパンとたたき込むようにしたり、ゴシゴシこすってしまう人がいますが、肌が傷つき、シワやシミの原因になることもあります。まして、顔よりさらにデリケートなちつまわりのケアでは、絶対に行わないようにしてください。ローションやクリームを手にとって温めてから、やさしくぬり込むのがコツです。

お風呂上がりには、ちつの保湿を

お風呂から出たら、
すぐケアをしましょう。

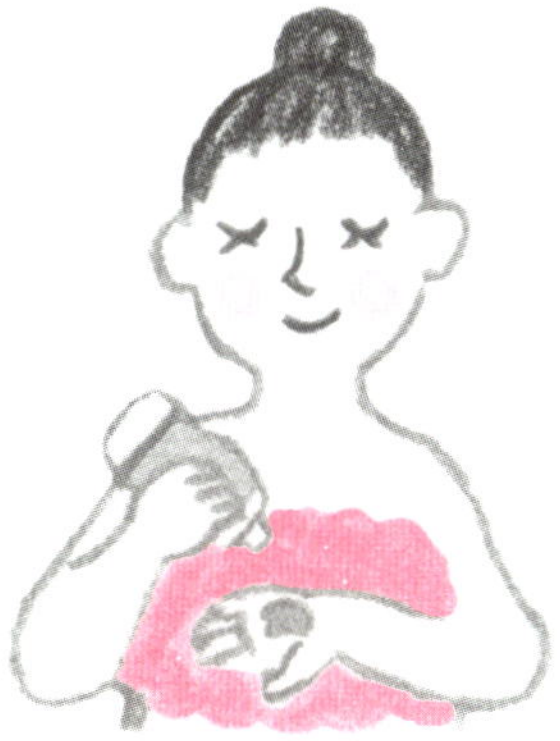

乾燥が気になっている部分には、
特に丁寧にぬり込んで。

コットンを使うより、
手のひらでやさしく
なじませるのが
おすすめ！

ただし
直接ちつのなかに
ぬらないこと！

ちつまわりの保湿アイテム

ちつまわりの保湿アイテムは、ふだんのスキンケア用のものでも OK。最近では、デリケートゾーン専用の保湿アイテムも薬局やインターネット通販で販売されています。

ワセリン

乾燥した皮ふがこすれて起こる陰部のかゆみには、低刺激なワセリンでの保湿が効果的です。ただし、ちつの粘膜部分にはつけないようにしましょう。

オイル

人差し指、中指、薬指にオイルをつけて、外陰部を覆うようにして塗りましょう。オイルをしみ込ませたコットンをあてておくのもおすすめです。

クリームやジェルタイプ

人差し指、中指にとり、腹の部分を使って優しくぬりましょう。べたつきなどが気になる場合はティッシュオフしてください。

ケア3

ちつまわりのマッサージ

週に2〜3回、入浴後、カラダが温かいうちに行うのがおすすめです。オイルマッサージをすることが、ちつまわりの保湿にもなるので、オイルは拭き取らずにぬったままにしておきましょう。

ちつのなかに指を入れるのに抵抗があったり、乾燥していて痛みがあるという人は、最初は外陰部だけマッサージすればOK。外陰部のマッサージだけでも、根気づよく続けていれば自然にちつが潤ってくるので、指をなかに入れられるようになります。

大切なのは、身も心もリラックスすることなので、無理はしないでください。

ちつの自己チェック&ちつ力アップに

ちつまわりの正しい洗い方、保湿の方法が理解できたところで、オイルを使ったちつまわりのマッサージにチャレンジしてみましょう。直接外陰部やちつのなかを指でマッサージするので、ちつまわりの**血行がよくなり、潤いや弾力が戻ってきます!**

骨盤底筋にも働きかけるので、尿漏れの予防にも効果があります。また、自分でちつに触れて状態をチェックすることにより、病気などの徴候に気づきやすくなるというメリットがあります。

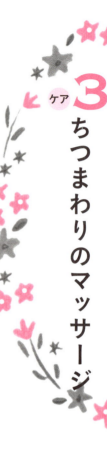

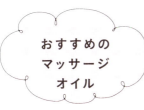

おすすめのマッサージオイル

マッサージオイルは、植物性で不純物が含まれていないものを使用してください。また、人差し指を第2関節までちつに入れられるようになったら、ちつの内部を確認しながらマッサージしましょう。

スイートアーモンドオイル

ビタミンAやB群、ビタミンEなどが含まれ、血行アップの効果が高いオイルです。
専用のものをナチュラルスキンケア用品店やアロマテラピーの専門店、インターネット通販で入手するとよいでしょう。

セサミオイル

抗酸化物質のセサミンなどが含まれており、体内の酸化物質を減らす、毒素を取り除くなどの効果があります。インターネット通販やナチュラルスキンケア用品店で入手できます。

注意！

使用前に必ず使用するオイルのパッチテストを行ってください。

1. 少量を腕の内側の肌にぬります。
2. しばらくそのままにして、赤みや発疹などが出ないか確認しましょう。

ちつの状態をチェック！

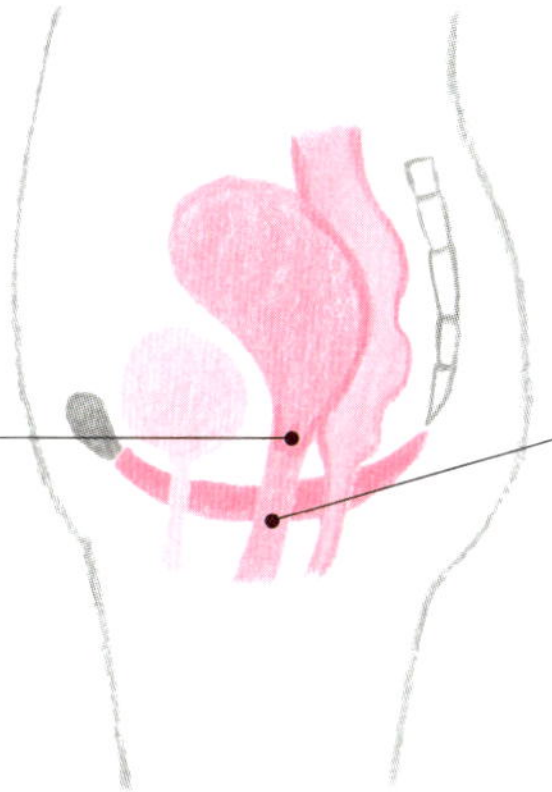

子宮口の位置

ちつの奥まで指を入れると、子宮頸部と呼ばれるコリコリとした部分に触れます。この中央に子宮口があります。出産が近くなると子宮口は下がって、ちつに指を入れると触れられるようになりますが、その予定もないのに簡単に触れられる場合、子宮が下垂してきている可能性があります。

膀胱の位置

ちつの入り口近く、おなか側の壁が出っ張っている場合は、膀胱が下垂してきている可能性があります。

ちつの壁の状態

潤いのある健康なちつは、凹凸やザラザラがあります。ちつが乾燥していると凹凸がなく、ツルッとしています。マッサージを続けるうちに変化してくるので、回復度合いをチェックする目安にするとよいでしょう。

ちつまわりのマッサージを実践！

1 大陰唇

マッサージオイルを手にとり、
利き手の親指、
人差し指、中指にぬる。

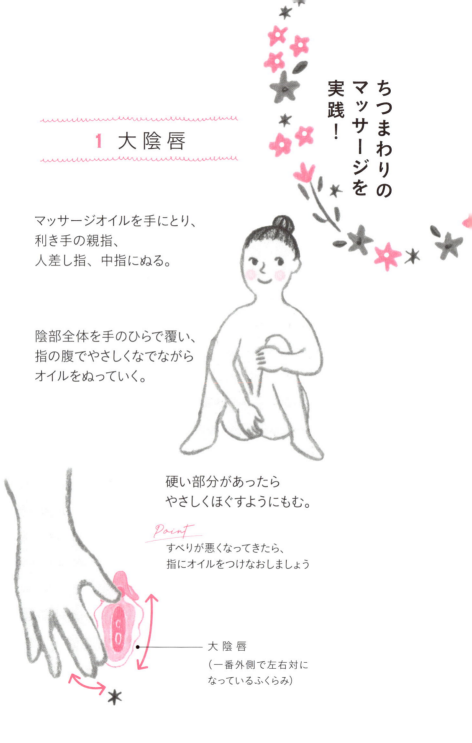

陰部全体を手のひらで覆い、
指の腹でやさしくなでながら
オイルをぬっていく。

硬い部分があったら
やさしくほぐすようにもむ。

Point
すべりが悪くなってきたら、
指にオイルをつけなおしましょう

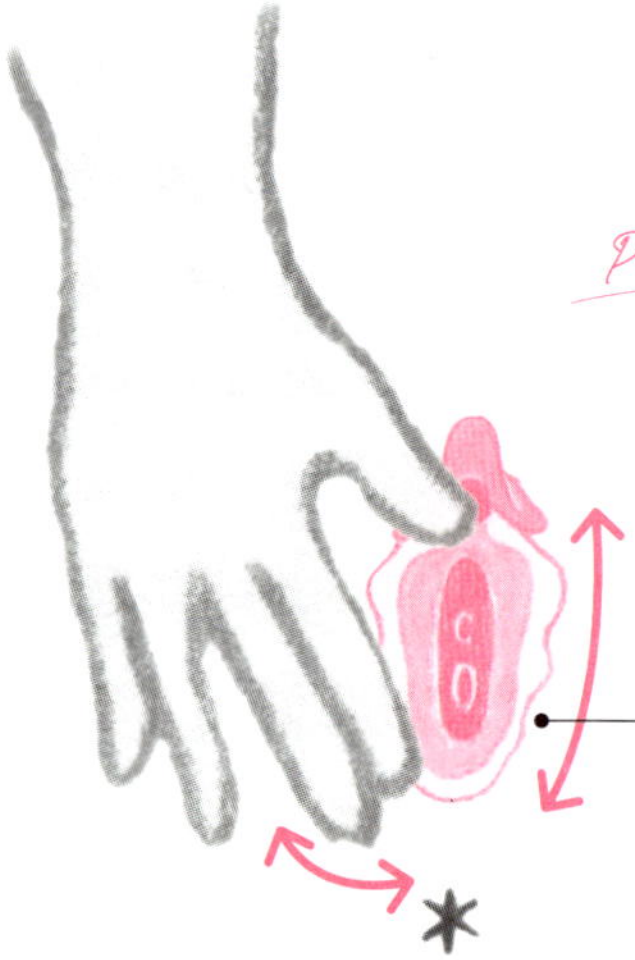
大陰唇
（一番外側で左右対に
なっているふくらみ）

2 小陰唇

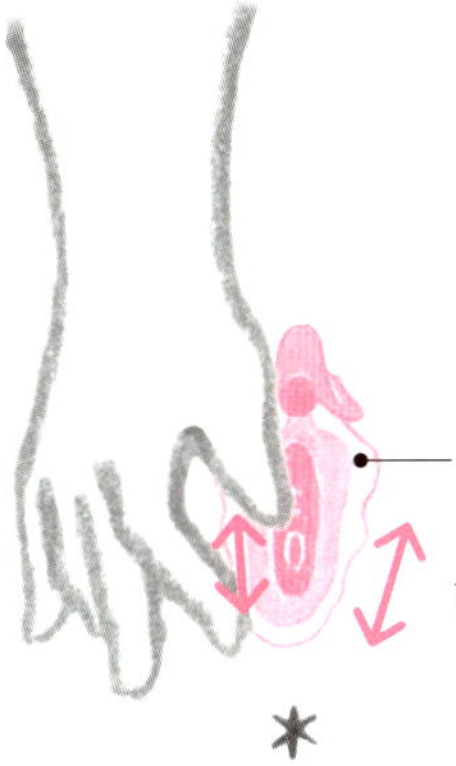
小陰唇
（尿道口と膣口の両脇にあるひだ）

小陰唇を指の腹でつまみながらオイルをぬる。

Point
心地がよい程度の力でつねってもOK

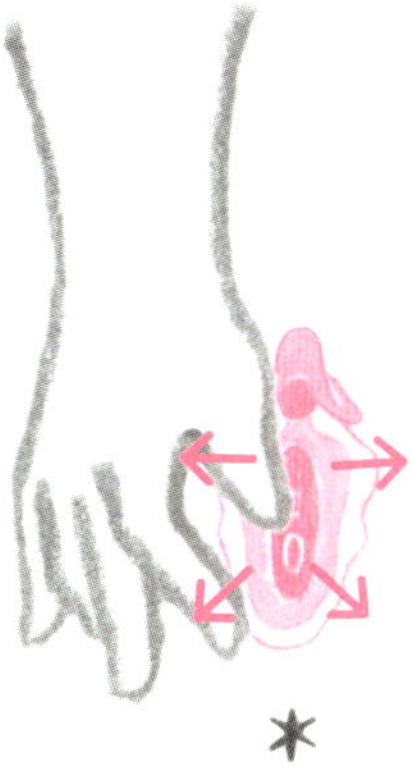

小陰唇のひだの内側にも指を入れ、やさしくなでる。ちつの入り口周辺にもオイルをぬる。

3 会陰《えいん》

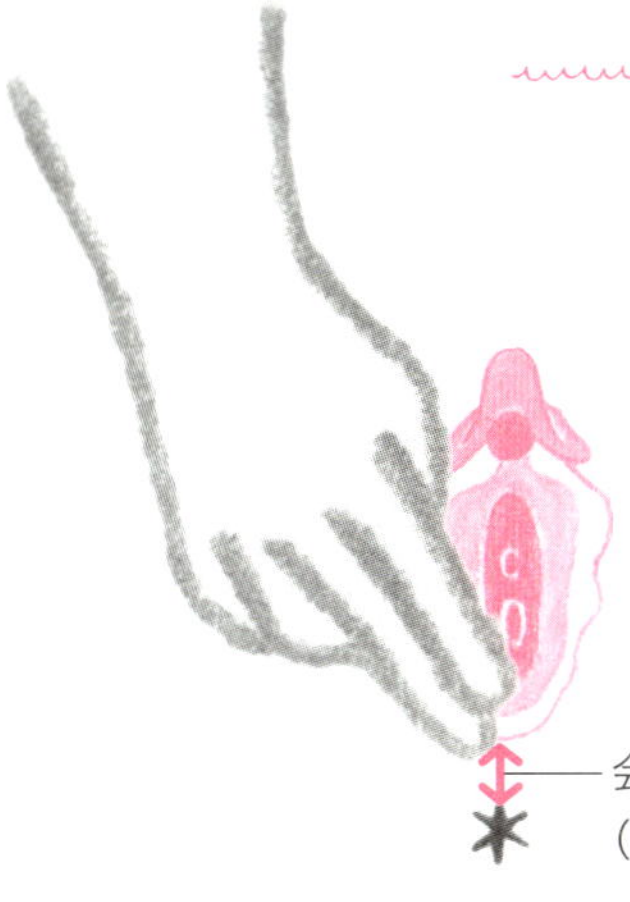
会陰
（ちつと肛門の間の部分）

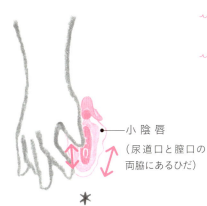

会陰をなでながらオイルをぬり込む。

4 ちつのなか

ちつに人差し指を入れる

人差し指にオイルをまんべんなく
つけてから、少しずつ
ちつのなかに入れる。

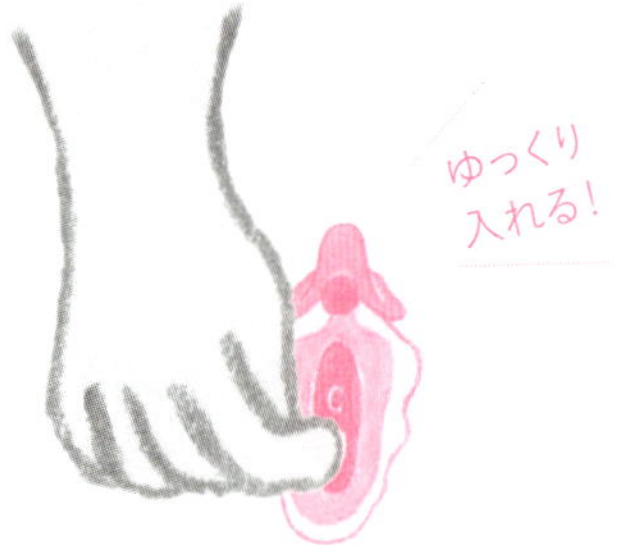
ゆっくり
入れる!

マッサージする

第2関節ぐらいまで人差し指を
入れたら、ちつの壁を
ゆっくり押していく。

Point

ちつのおなか側の壁を
半周できたらOK

指が入らない
場合は無理せず
入れられる
ところまでで
OK!

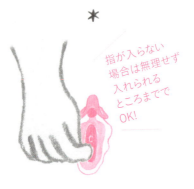

ちつに親指を入れる

親指も第2関節くらいまで
オイルをまんべんなくつけてから、
指の腹を肛門側に向けて
ゆっくり入れていく。

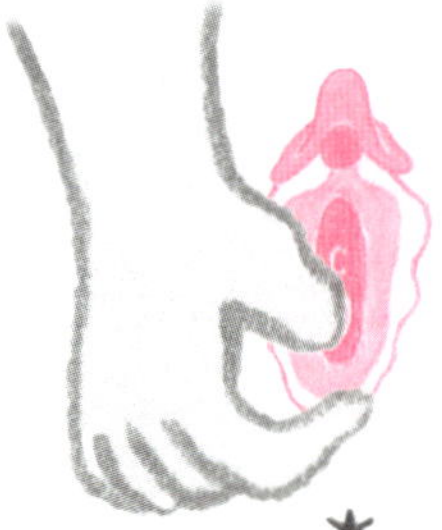

会陰をマッサージする

ちつのなかの親指と人差し指で
会陰の部分をはさみ、
やさしくもみほぐす。

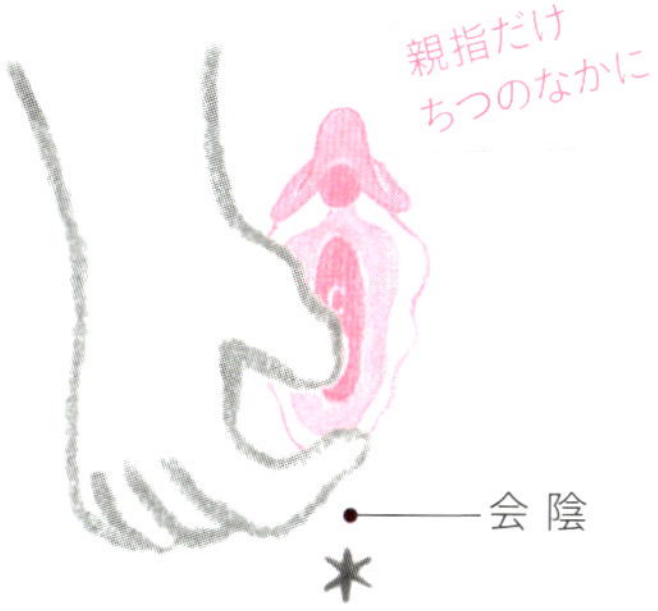
親指だけ
ちつのなかに
会陰

直腸と肛門を刺激する

親指をさらに第2関節まで入れ、
ちつのお尻側の壁を押していく。

Point
お尻側の壁が半周できたらOK

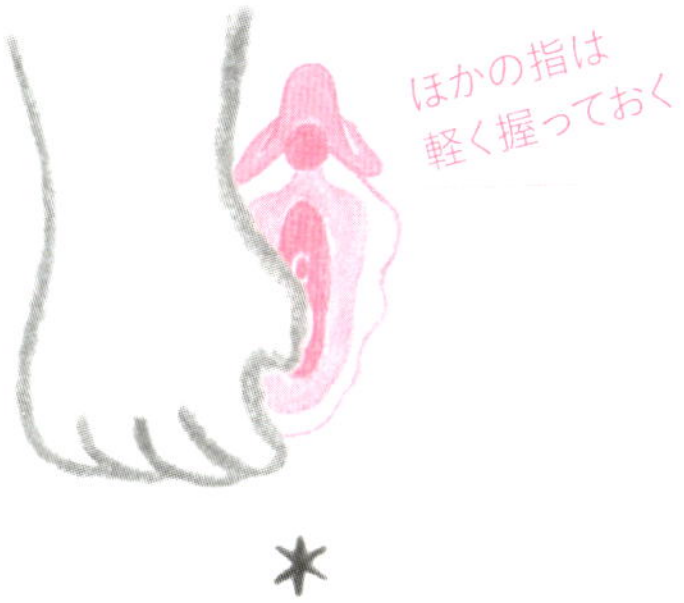
ほかの指は
軽く握っておく

5 肛門のまわり

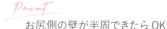

オイルを手に
まんべんなくつけ、
肛門のまわりを
もみほぐすように
しながらオイルをぬる。

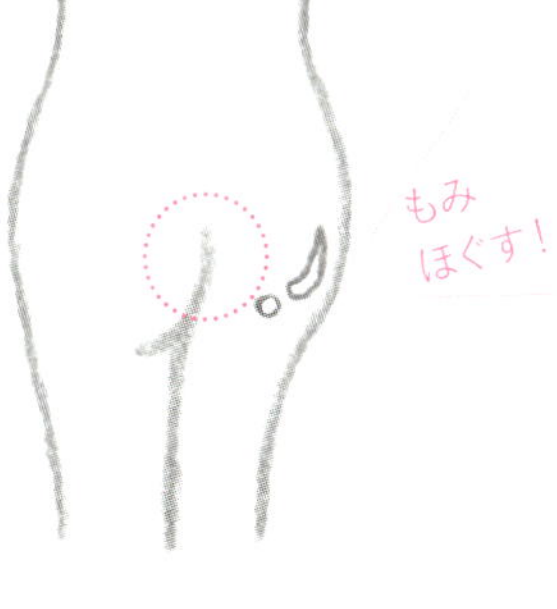
もみ
ほぐす！

CHECK!

体調がすぐれないとき、
痛みや不快感が
あるときは、
無理せず中止してください。

ケア **4**

骨盤底筋トレーニング

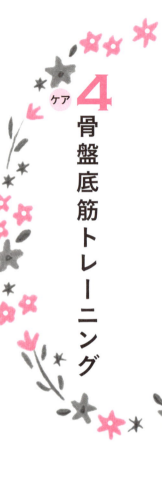

骨盤底筋トレーニングとは？

ＰＡＲＴ１でも説明した通り、骨盤底筋は、年齢の影響や、長い間の生活習慣の積み重ねによってだんだん衰えてきます。特に、下半身を使わない現代社会では、若い人でも、骨盤底筋が衰えやすくなっています。そうすると、ちつの乾燥や冷え、尿漏れ、頻尿、便漏れ、便秘、生理にまつわる不調、腰痛や肩こりといった、さまざまな全身のトラブルを招いてしまいます。

ここでは、すこやかな骨盤底筋を取り戻すためのトレーニングを紹介していきます。カラダのほかの筋肉と同様、骨盤底筋も、鍛えることで弾力が生まれ強くなっていきます。

では、実際にどのように鍛えるのでしょうか。簡単にいうと「意識して骨盤底筋を動かす」のが骨盤底筋トレーニング。排尿や排便をするときも、無意識に尿道や肛門を開け閉めしています。これを自分で「動かしているな」という感覚を持ちながら、呼吸とともにゆるめたり、締めたりします。いつでもどこでも行うことができ、継続して行えば、その分成果がでます。ぜひ日常的な習慣にしてください。

骨盤底筋トレーニングでカラダが変わる！

骨盤底筋トレーニングを習慣にすると、尿漏れなどの悩みが改善されるだけでなく、姿勢の改善や全身の体調も整います。

女性ホルモンの調整

女性ホルモンの働きが整い、女性特有の不調が改善。髪、肌にツヤがでるなど、美容効果も表れます。

排尿、排便の悩み解消

尿道口、膣口、肛門の締りがよくなるので、尿漏れや頻尿が軽減するほか、おならがでやすいといった悩みも解消。痔や便秘、下痢にも効果的です。

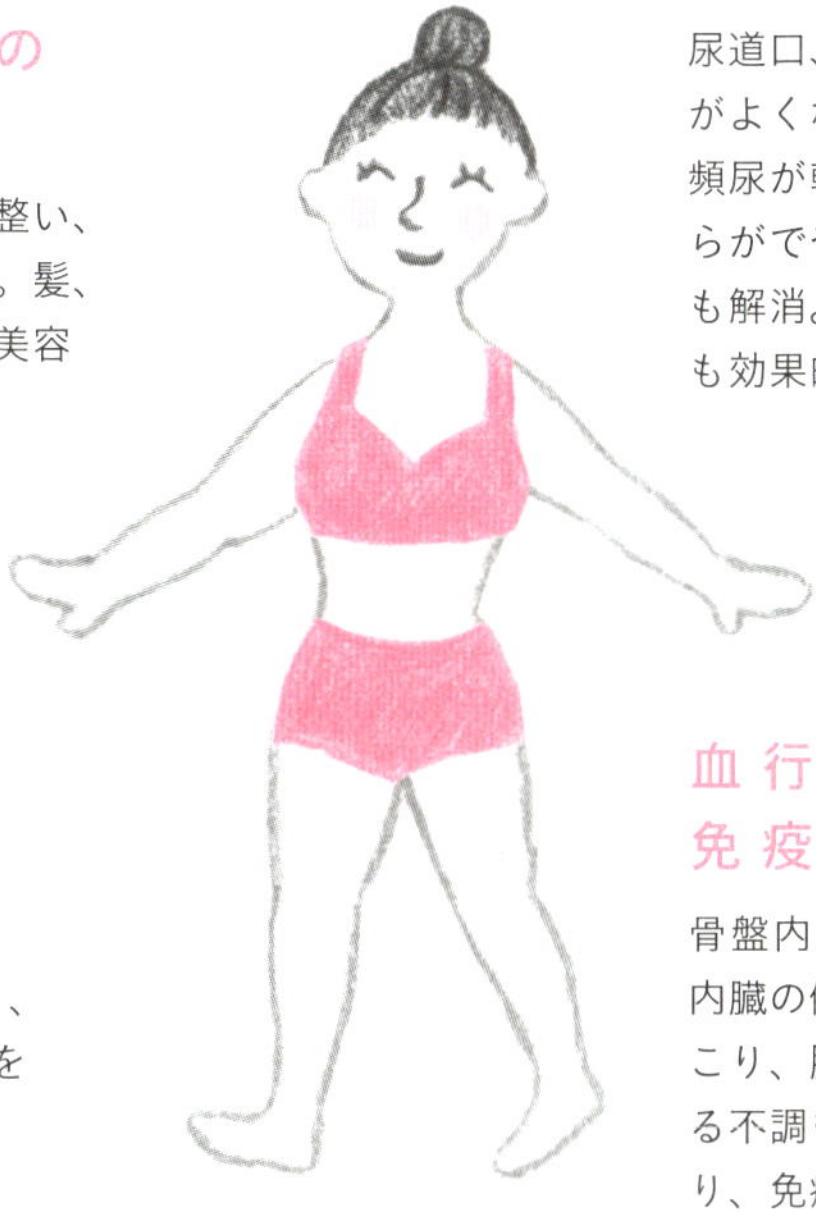

ちつのアンチエイジング

骨盤内が温まると、ちつが潤いと弾力を取り戻します。

血行アップ、免疫機能アップ

骨盤内の血行がよくなり、内臓の働きが整います。肩こり、腰痛など冷えからくる不調も改善。体温が上がり、免疫機能もアップします。

姿勢改善、シェイプアップ

正しい骨盤底筋トレーニングを行うと、下腹部のインナーマッスルも鍛えられるので、ぽっこりおなかが解消されます。また、姿勢がよくなるので、呼吸が深くなり、代謝がアップ！やせやすくなります。

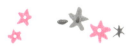

骨盤底筋トレーニングを やってみよう！

仰向けになると意識しやすい

はじめて骨盤底筋トレーニングにチャレンジする人は、まず仰向けの姿勢で行ってみて。立った姿勢や座っている姿勢は、内臓が骨盤底筋にのった状態。そのため、骨盤底筋に内臓の重みがかかって、動きにくくなっています。一方、寝姿勢では、重力から解放され、骨盤底筋をゆるめたり、締めたりする感覚がわかりやすくなります。

このトレーニングで**一番大切なのが、呼吸を意識しながら行う**こと。息を吸うときには、肺が空気でふくらみ、横隔膜が下に引き下がり骨盤底筋がゆるみます。吐くときには横隔膜が上がって、それに引っ張られるようにして、骨盤底筋も引き上がります。「吐く＝ちつを引き込む」「吸う＝ちつをゆるめる」ことを意識して行うとよいでしょう。

もう一つとても大事なポイントは、それぞれの穴を意識すること。最初は難しいかもしれませんが、**肛門・ちつと尿道を別々に動かしているイメージを持つことが大切**です。

この仰向けのトレーニングは、起きたときに行うと一日の活力にもつながります。

骨盤底筋トレーニング

1 仰向けになり、脚を腰幅程度に開いてひざを立てます。

2 まずは肛門を3秒間ギューッと締め、パッと素早くゆるめます。この動作を5回繰り返します。

Point
おならをがまんするイメージで！

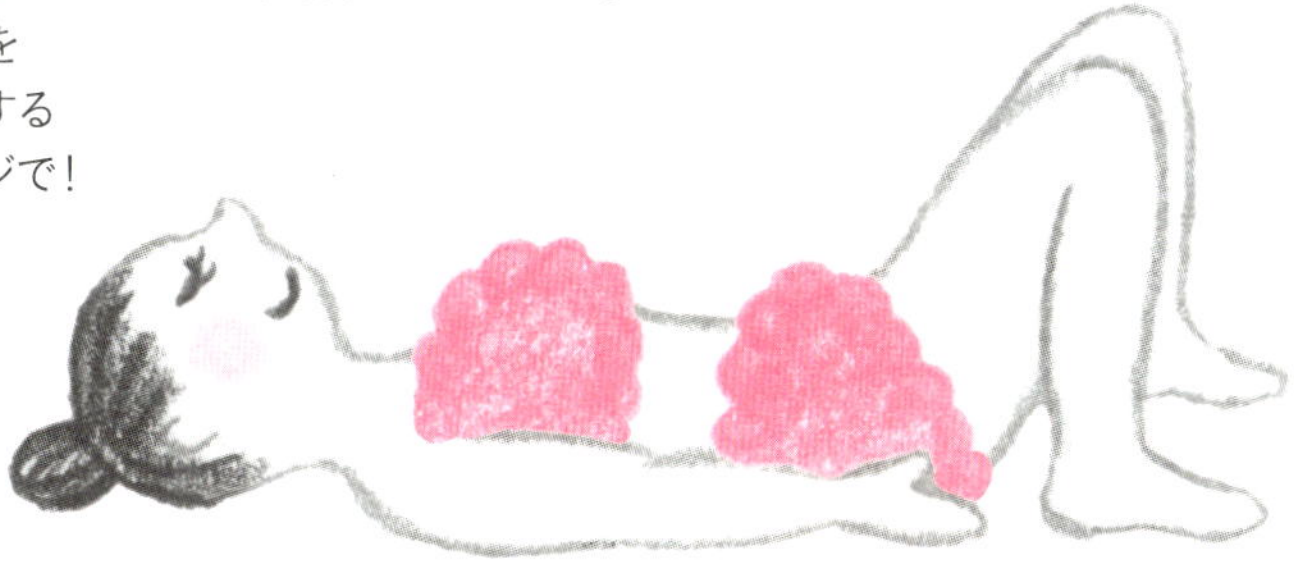

3 次にちつ・尿道を3秒間ギューッと締め、パッと素早くゆるめます。この動作を5回繰り返します。

4 大きく息を吸い、息を吐きながら骨盤底筋全体をカラダのなかに引き込み 5 〜10秒キープします。これを2〜3回繰り返します。

Point
ちつをおなかに引き込むイメージで！

Point
カラダの力を抜き、リラックスしながら行います。
基本は鼻呼吸ですが、鼻から吸って口から吐いても OK。
吐きながら締め、吸うときにゆるめて

骨盤底筋を動かせない人のための方法

指を入れて骨盤底筋の締まりを確認

骨盤底筋はインナーマッスルなので、外から動きがわかりにくく、最初はコツをつかみづらいかもしれません。先ほど、紹介した骨盤底筋トレーニングで感覚がつかめなかった人は、**ちつに指を入れて、骨盤底筋が動く感覚を感じてみましょう。**

ちつまわりのマッサージを行うときや、お風呂のなかでトライしてもOK！

体育座りの姿勢でまず、ちつにやさしくゆっくりと指を入れ、締めてみましょう。骨盤底筋全体を引き込むようにするのがポイントです。**指が引き込まれるような感覚があったら、引き締め成功**です。

骨盤底筋は尿道口、ちつ、肛門を取り巻いていて、それぞれを引き締めたり、ゆるめたりするときに働きます。指を入れて行うことで、ちつ・尿道口と肛門、それぞれの引き締めの感覚がより意識できるようになります。

骨盤底筋トレーニング中にお尻や内ももの筋肉が大きく動く場合、骨盤底筋が動かせていない証拠！外陰部まわりの筋肉だけを意識して引き締めましょう。

骨盤底筋の動きを確認する

お風呂のなかなどで、実際にちつに指を入れて
引き締めてみましょう。爪はあらかじめ
短く切っておき、指も清潔にしておきます。

1 体育座りになって、脚を軽く広げる。

2 人差し指をゆっくりちつの
なかに入れていく。

Point
入りづらいときは、オイルやローションを指にぬって。
入らない場合や、痛みがある場合は無理しないで！

3 第2関節ぐらいまで入れたら、
指を引き込むように、ちつを締めてみる。

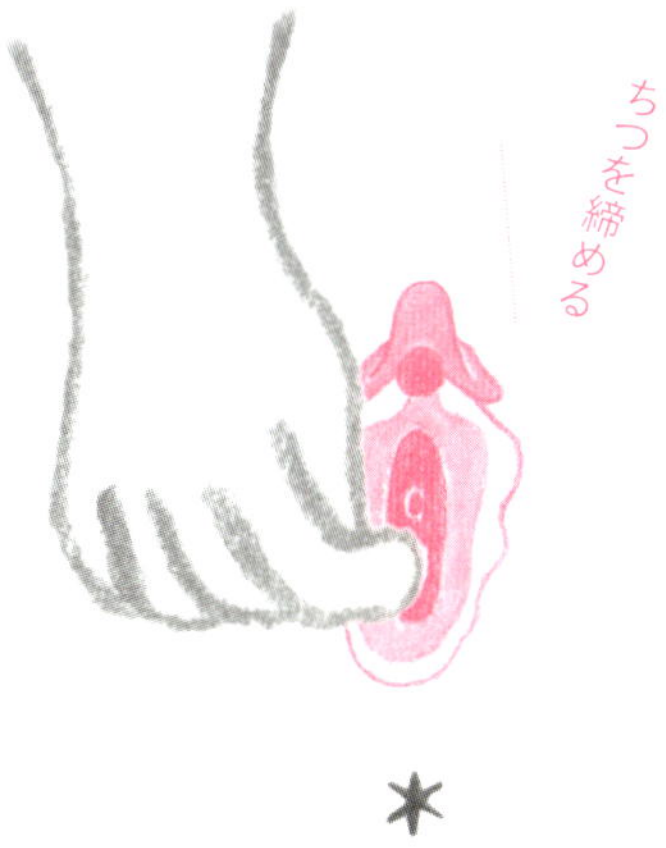

Point
ちつを締めたら、指がなかに引き込まれるのを感じて

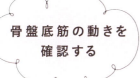

いつでもどこでも実践して習慣化しよう

3つの姿勢でチャレンジ!

呼吸と骨盤底筋の動きを意識できるようになったら、ほかの姿勢でも挑戦しましょう。

基本的に、**骨盤底筋トレーニングはどんな姿勢でも行うことができ、同じ効果を得ることができます。**異なる姿勢で行うことで、ちつや肛門の穴の動きをより意識できるようになるので、ぜひチャレンジしてみてください。

骨盤底筋トレーニングのいいところは、特別な器具も必要なく、場所を選ばずできることです。また、カラダの内側の筋肉を使うので、外見からはトレーニングを行っていることがわかりません。通勤電車のなかでも、信号待ちのときでも、歩きながらでも、いつでもどこでも骨盤底筋は鍛えることが可能なのです。1日何度でも、思いついたときに、締めたり、ゆるめたりを繰り返してみましょう。P.83の**2**〜**4**を繰り返し行い、生活習慣の一つとして組み込んでクセのようにすることで、**自然と骨盤底筋が鍛えられていきます。**

ただし、生理中や、体調が悪いときなどは、無理せず休みましょう。

骨盤底筋トレーニング・応用編

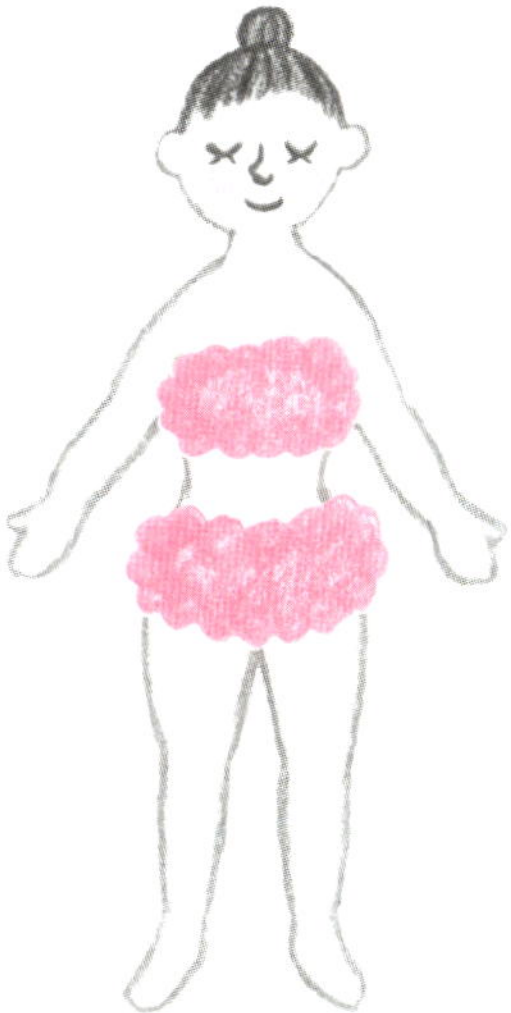

立位

背筋を伸ばして立ち、
肩の力を抜く。
脚を腰幅程度に開く。
お尻と太ももの筋肉が
動かないように。

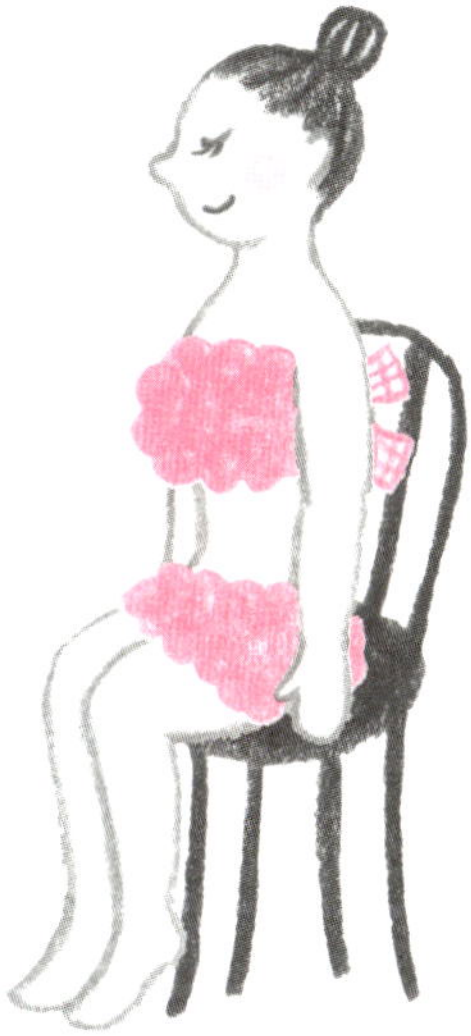

座位

背筋を伸ばして座り、
肩の力を抜く。
ひざは自然にゆるめて。
腰が丸まらないように注意。
骨盤底筋を締める際、
ひざが動かないように。

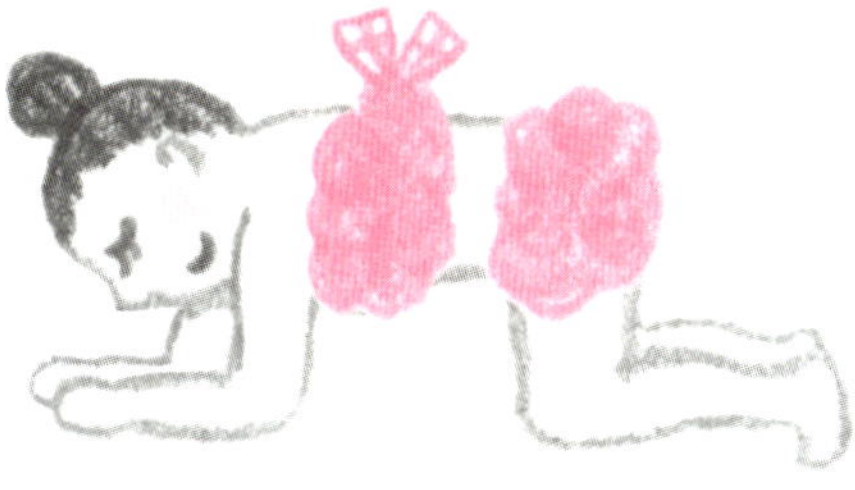

よつんばい

腕は肩幅、脚は腰幅に開き、
ひじから先を床につける。
肩の真下にひじがくるようにして
背中はまっすぐ。
首は自然におろし、
肩をすくめないよう注意。

ケア **5**

骨盤ヨガ

ゆがみとリズムを整える

最後に紹介するケアは「骨盤のゆがみやリズムの乱れ」を整え、潤って温かいちつ同様、巡りのよい整ったカラダをつくる「骨盤ヨガ」。

そもそもヨガのポーズでは、呼吸とともに、ふだんの生活では使わないようなさまざまな筋肉をまんべんなく、そして無理なく動かしていきます。そうすることで、血の巡りをすみずみまで行き渡らせ、全身のバランスを整えていきます。

最初に行ってほしいのは、呼吸に合わせて骨盤と骨盤底筋を意識することです。多くの人は、骨盤をうまく使えていないため、その能力が眠っている状態。基礎レッスンで、眠っていた骨盤力を目覚めさせましょう！

骨盤のゆがみやリズムが整うと、ちつにもよい影響をもたらします。続く「女性力アップ」のポーズでは、女性の性機能を高める効果が大きいもの、また、性にまつわる不安や不調を解消していく動きを紹介しています。最後に、多くの女性が悩みがちな個々の不調別に、それぞれに効果的なポーズを紹介しています。

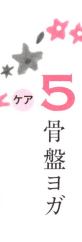

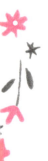

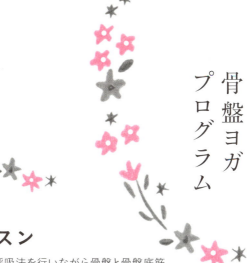

骨盤ヨガプログラム

1 基礎レッスン

基本となるヨガの呼吸法を行いながら骨盤と骨盤底筋にアプローチします。深い呼吸をすることで、全身のすみずみまで酸素が行き渡り、血の巡りがよくなり、カラダもリラックスした状態に。ヨガのポーズを行う前に、取り入れると効果的です。

→ P.91 〜参照

2 女性力アップのポーズ

女性の性機能に重要な、ちつや子宮、卵巣の健康を保つために、特に効果的なポーズを4種類紹介しています。これらのポーズを行うことにより、ちつの冷えや生理不順、PMS などの症状が改善します。

→ P.96 〜参照

3 不調解消のポーズ

多くの女性が悩みがちな冷えや、むくみ、便秘などカラダの不調に効果的なポーズを症状別に紹介しています。自分の悩みに当てはまるものを見つけて、実践してみてください。もちろん、複数のポーズを組み合わせて行うのもおすすめです。

→ P.104 〜参照

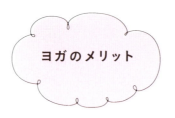

ヨガのメリット

**呼吸とともに全身の筋肉を
おだやかにゆるめていく**

インナーマッスルを含め、
ふだん使わない筋肉を
まんべんなく使い、
血行をよくする

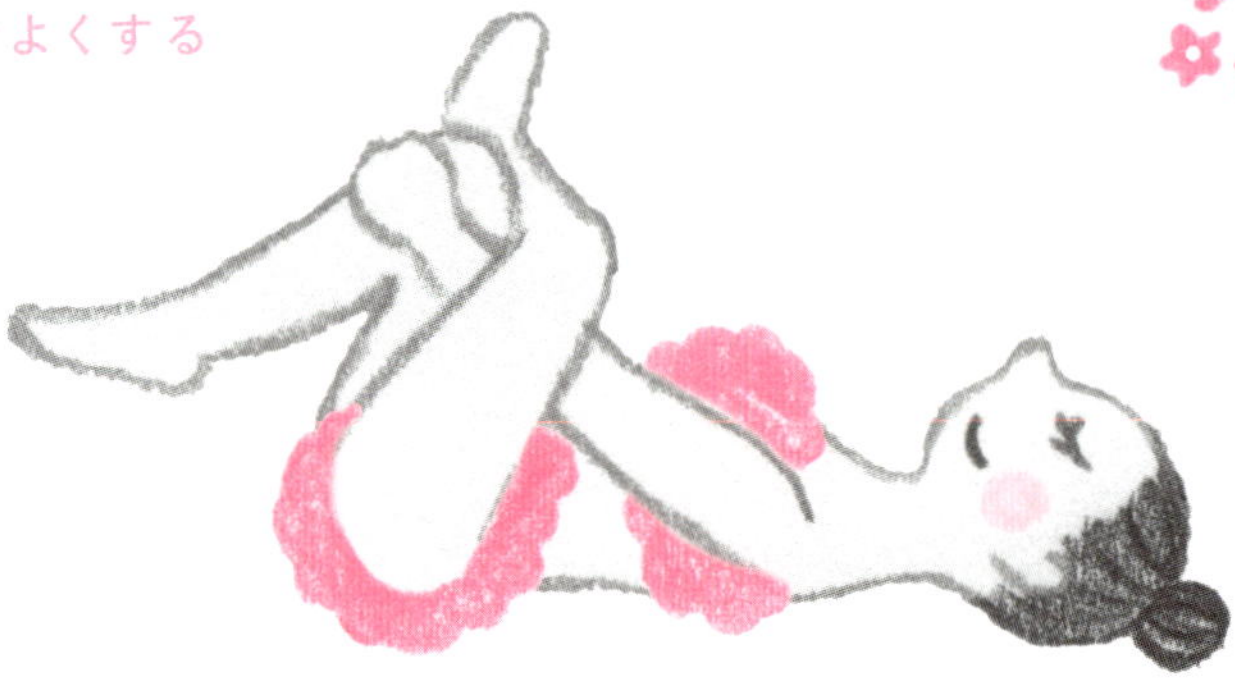

**自分の心やカラダと
対話する意識が養われる**

おだやかな動きのなかで、
無理なく筋肉を鍛えられる

**呼吸法によって
自律神経の働きが整う**

準備するもの

・ゆったりとした動きやすい服装
・下着はノンワイヤーがおすすめ
・ヨガマット

呼吸を意識しながら骨盤力を目覚めさせて

正しい呼吸でカラダをリラックスさせる

基礎レッスンは、腹式呼吸に「骨盤のストレッチ」と「骨盤底筋引き上げ」を組み合わせ、カラダ全体をリラックスさせる準備運動になります。

① 腹式呼吸＋骨盤ストレッチ

・目的…リラックスしながら骨盤まわりの筋肉をゆるめていくこと。

おなかを大きくふくらませて息を吸い、吐いて出し切る**腹式呼吸には、カラダをリラックスさせる効果があります。**

② 腹式呼吸＋骨盤底筋を引き上げる

・目的…腹式呼吸をしながら、骨盤底筋をおなかのほうに引き上げて、骨盤底筋を目覚めさせること。

横隔膜を含めたインナーマッスル（カラダの深いところに位置する筋肉）は、腹式呼吸で息を吐くときに、骨盤底筋を自然に刺激してくれます。

骨盤底筋を意識的に動かせるようになったら、おなかを動かす腹式呼吸だけではなく、胸式呼吸でも骨盤底筋を動かせるようになります。胸式呼吸は、カラダを活性化させてくれる効果があるので、ぜひチャレンジしてみてください。

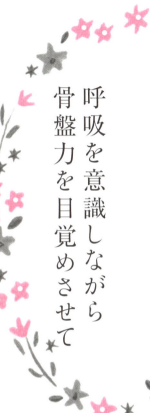

基礎レッスン 1

腹式呼吸＋骨盤ストレッチ

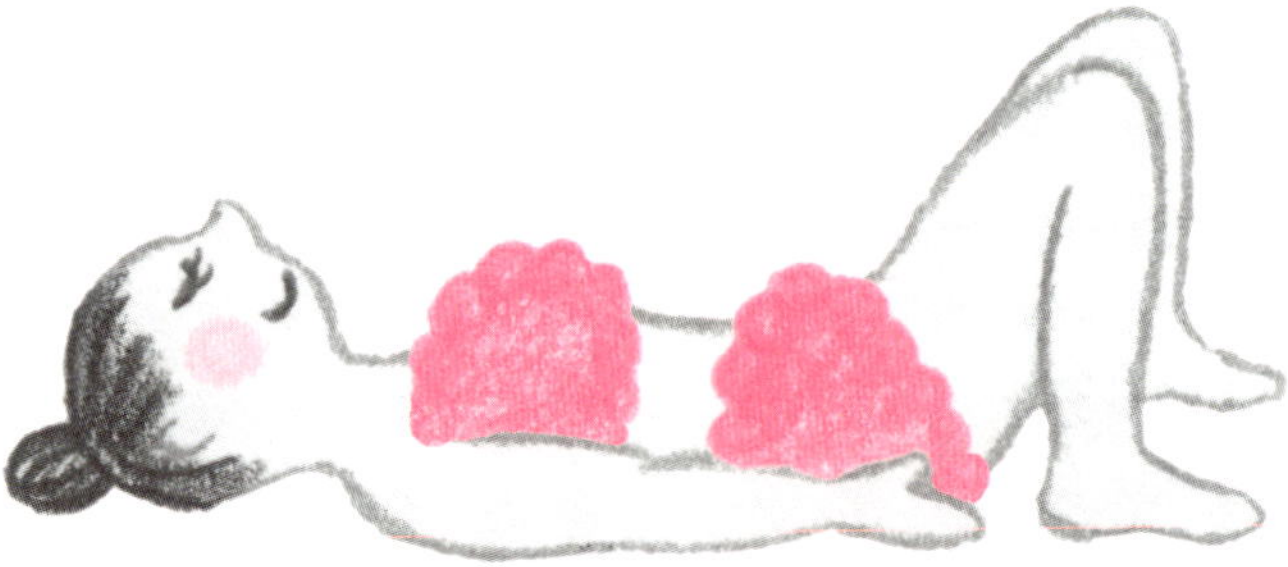

1 仰向けになって脚は腰幅に開き、ひざを立てる。

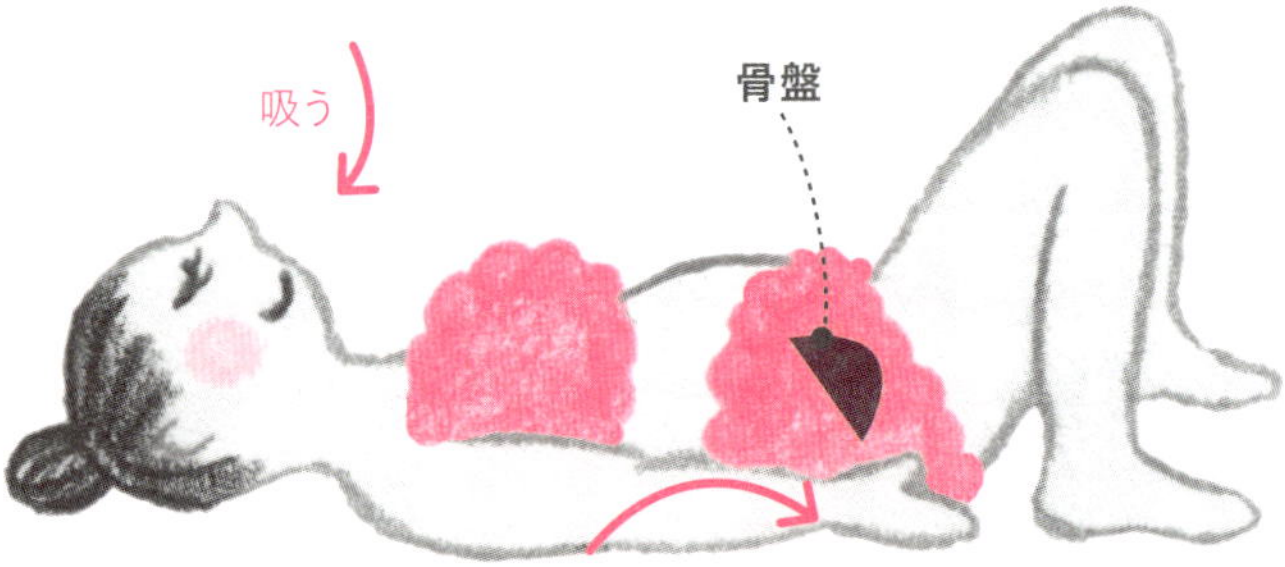

2 ゆっくり息を吸っておなかをふくらませながら、
骨盤を前傾させる。

Point
腰をそらすイメージで行うと骨盤が前傾します

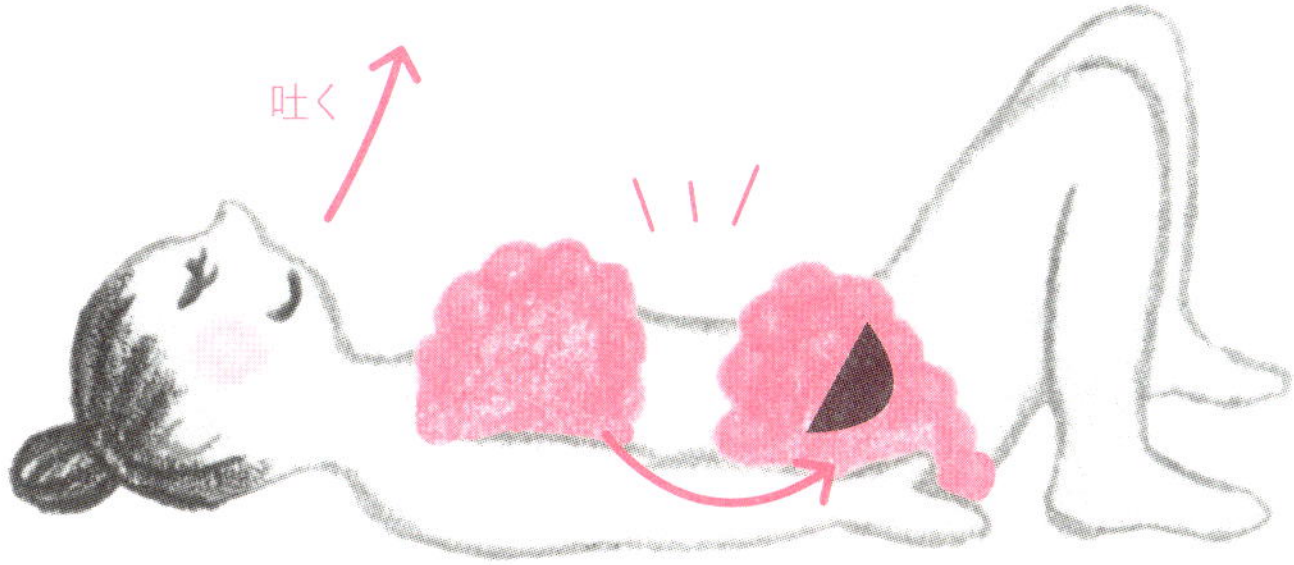

3 ゆっくり息を吐いておなかをへこませながら、骨盤を後傾させる。

Point
腰が丸くなるイメージで行うと
骨盤が後傾します

4 2分を目安に **2** ～ **3** を繰り返して行う。

Point
腰の動きがなめらかになり、背中や骨盤まわりが温かくなってきたら、筋肉がゆるんだサインです

ヨガ呼吸の基本

ベースは鼻呼吸！

鼻から吸って、鼻から吐く鼻呼吸が基本です。鼻呼吸だけだと苦しい人は、鼻から吸い、口から吐いても OK。

吸う息と吐く息はできるだけ均等に

5秒かけて吸ったら、5秒かけて吐くなど、吸う息と吐く息にかける時間を均等にします。

基礎レッスン 2

腹式呼吸＋骨盤底筋引き上げ

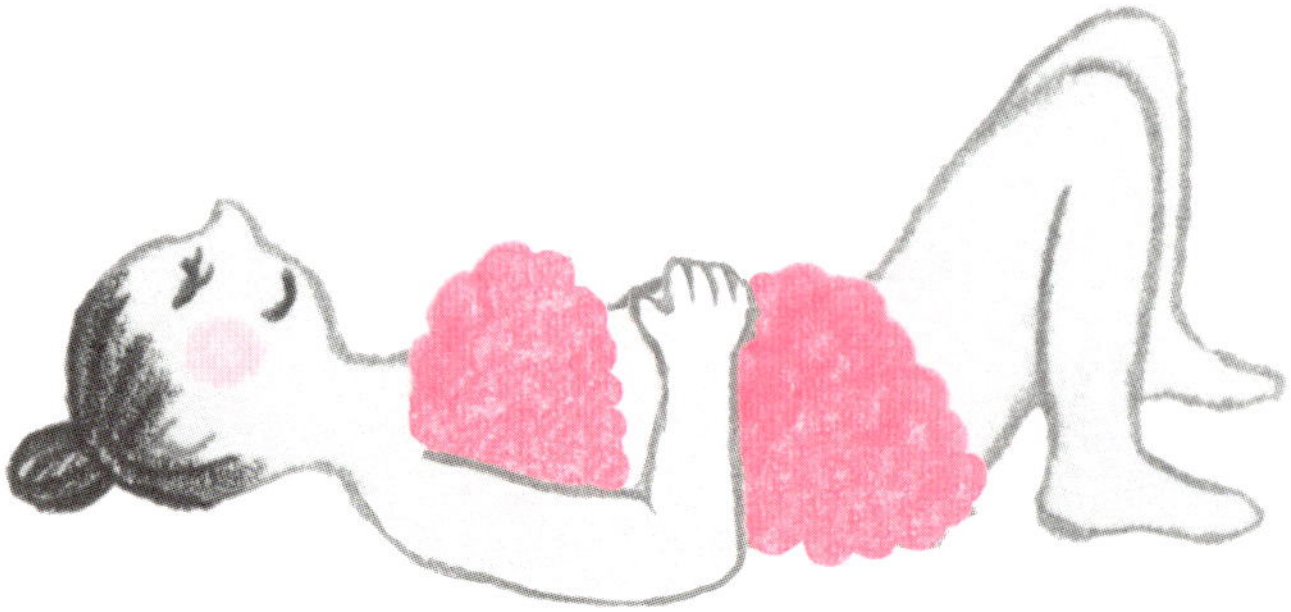

1 おなかに手のひらをあて、ゆっくり息を吸って
おなかをふくらませる。

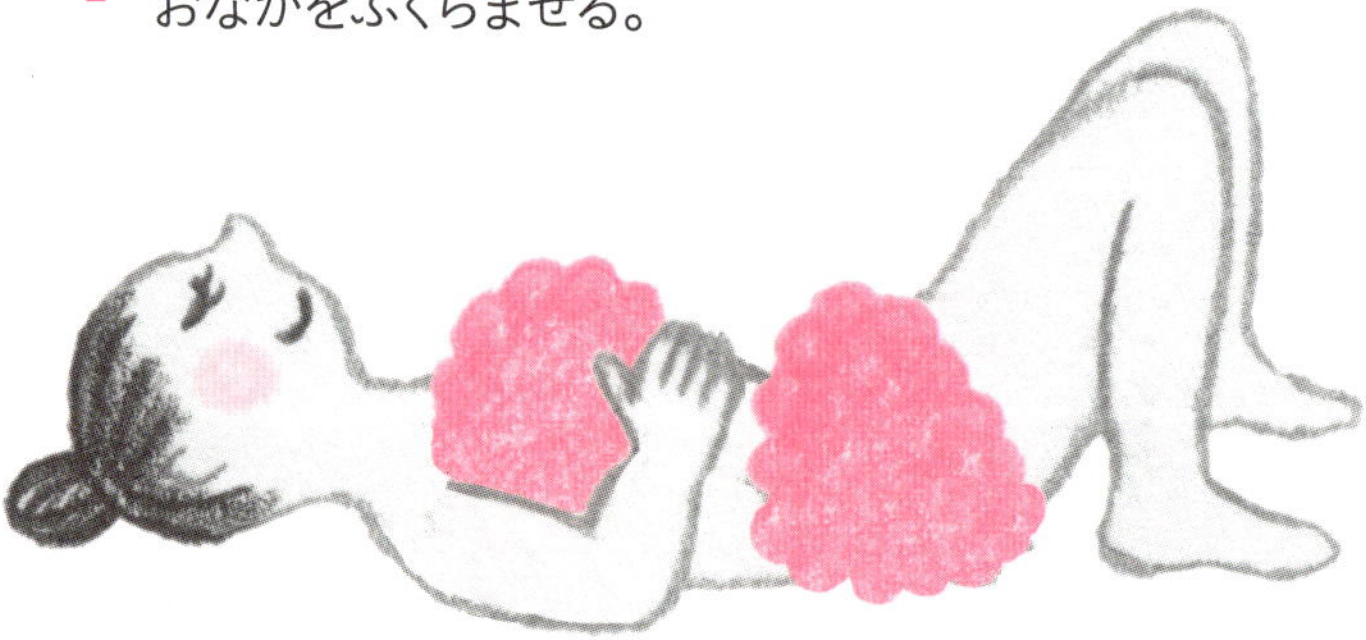

2 ゆっくり息を吐きながら、おなかを締める。

Point
このときに、骨盤底筋が動く感覚をつかんで！

3 **1**～**2**（腹式呼吸）を何度か繰り返し、
骨盤底筋をゆるめたり、締めたりする感覚をつかむ。

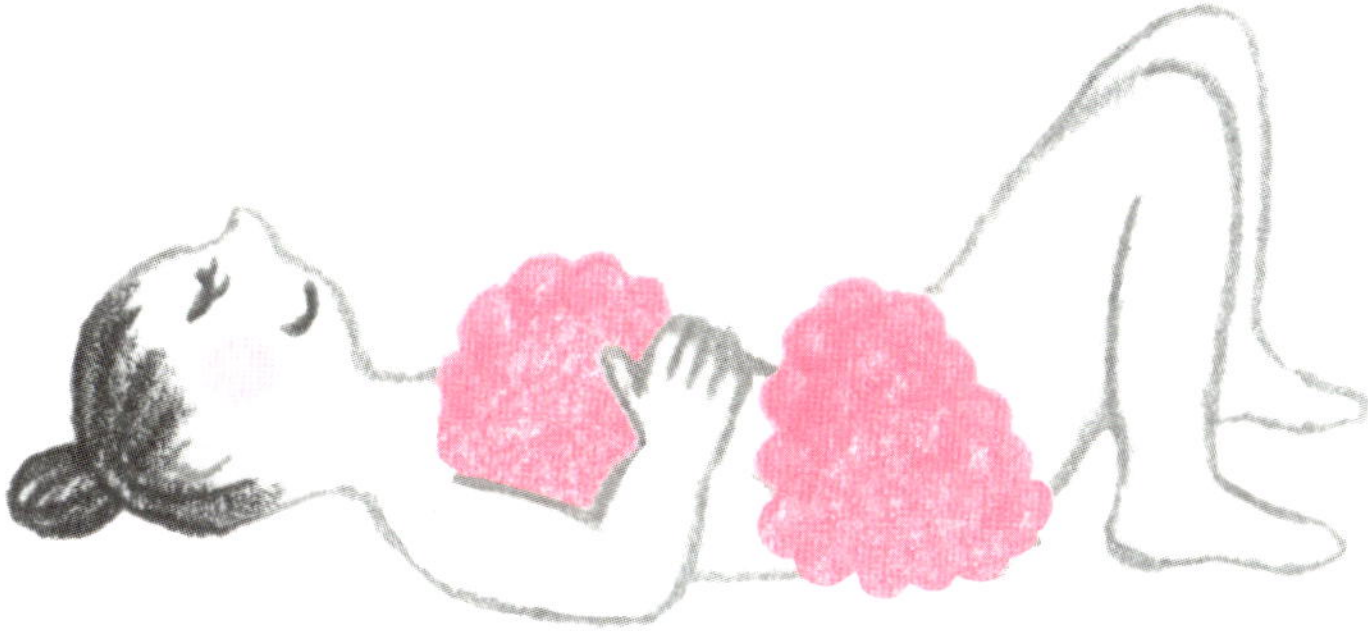

4 息を吐きながら、骨盤底筋を引き上げる。

Point
骨盤底筋をおなかに引き上げるイメージで

5呼吸

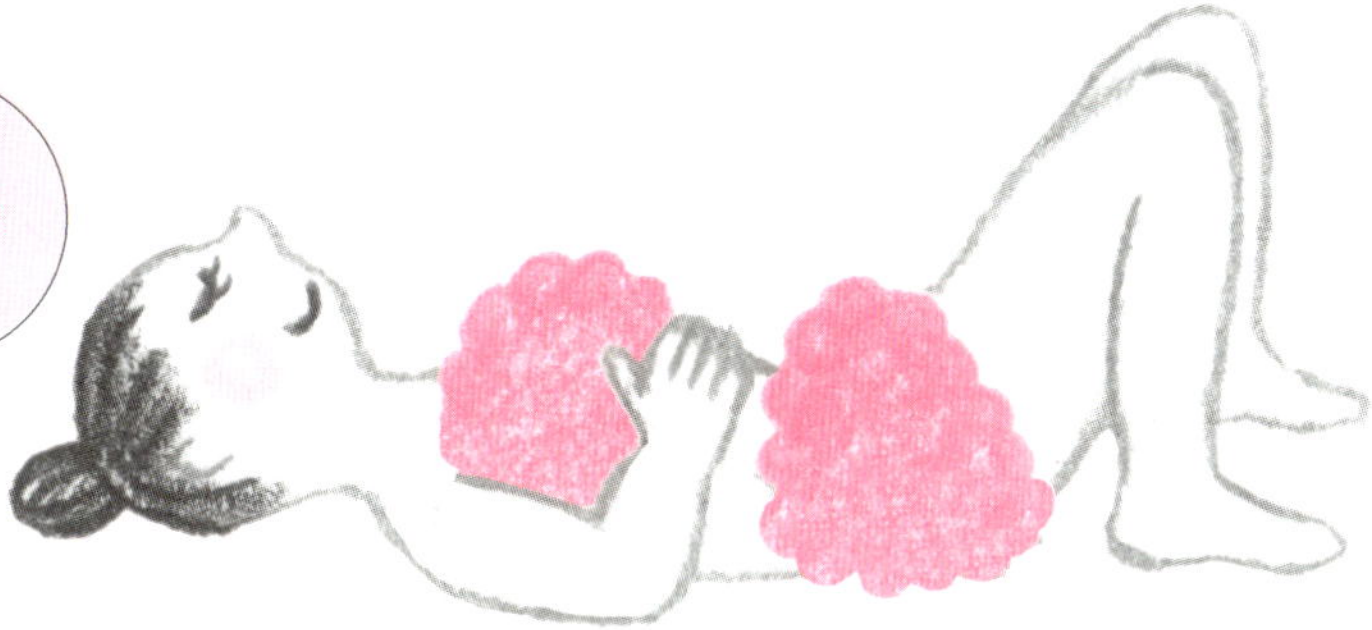

5 骨盤底筋は引き上げたまま、息をゆっくり吐き切る。骨盤底筋が引き上がっている状態で、腹式呼吸を5回繰り返す。

胸式呼吸でもやってみよう

腹式呼吸で骨盤底筋引き上げができたら、より引き上げ意識が高まる胸式呼吸でもチャレンジしてみましょう。胸式呼吸は、あばらに手のひらをあてて、肋骨の1本1本が広がるようなイメージで、息を吸ったりすることで、胸郭が締まるのを感じる呼吸法です。胸郭が開いたり、締まったりする感覚がつかめたら、骨盤底筋を引き上げた状態で呼吸を数回繰り返してください。

STEP UP!

胸式呼吸に慣れたら、ウジャイ呼吸に挑戦！

ウジャイ呼吸とは、のどを締めて「シューッ」という摩擦音を出しながら行う胸式呼吸のことです。カラダの内側にエネルギーを生み出し、内臓機能を高めてくれます。また、出す呼吸音により、集中力を高めたり、心を落ち着かせたりする効果もあります。

女性力をアップさせる骨盤ヨガ

姿勢が整うとカラダが潤う

基礎レッスンでカラダが温まったら、次に女性力をアップさせるポーズに移っていきましょう。

ここで紹介するものはいずれも、女性の性機能に働きかけることで、女性ホルモンのバランスを整えたり、ちつの冷えなどの解消に効果的。女性としてのエネルギーや魅力をアップしてくれます。

また、骨盤まわりの筋肉を意識することで、内転筋と呼ばれる太ももの内側に位置している筋肉や腹筋も活性化します。そうすると、骨格を安定させるためのインナーマッスルが働き、まず猫背や反り腰といったカラダに負担がかかる姿勢が改善されていきます。

正しい姿勢になると、内臓も本来の位置に収まるため、ぽっこりおなかや便秘の解消といった嬉しい効果が表れるようになります。

はじめての人にもとりやすいポーズばかりですが、カラダが硬いと感じている人でも、続けることで必ず効果が得られるようになります。一つずつでも構いません。その日の体調やライフスタイルに合わせて気軽に実践してみましょう！

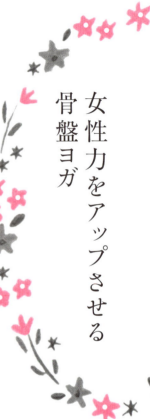

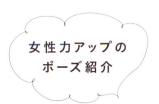

女性力アップのポーズ紹介

骨盤底筋の衰えによる病気を予防したり、
いつまでも美しい女性でいるためには、
女性の性機能を高めることがとても重要。
そんな女性のためのポーズを紹介します。

魚のポーズ

胸を大きく開きながら背中の筋肉を動かす魚のポーズは、深い呼吸ができるようになります。また、のどを伸ばして刺激してくれるので、若々しくハリのある声を保つ効果も。声に関わる「のど」は性機能維持にとても重要なのです。

注意！ 生理中は控えてください。

コブラのポーズ

骨盤の後ろを覆っている仙骨は、女性機能と関係の深い部分です。うつぶせの姿勢から大きく背中をそらすコブラのポーズは、仙骨周辺の筋肉の冷えや硬さをほぐし、腰痛を改善してくれる効果もあります。

注意！ うつぶせになるこのポーズは、食後は控えたほうがよいでしょう。消化器官を圧迫する可能性があります。

バッタのポーズ

うつぶせで腰をそらすバッタのポーズは、女性の性機能向上以外にも、さまざまな嬉しい効果が期待できます。まず、姿勢の改善。そして、腹圧がかかり、内臓全体が刺激されるため、便秘にも効果的です。

注意！ うつぶせになるこのポーズは、食後は控えたほうがよいでしょう。消化器官を圧迫する可能性があります。

肩立ちのポーズ

肩立ちのポーズは、頭が脚よりも下の位置になる「逆立ちのポーズ」の一種。ふだん重力により下に引っ張られている臓器を正しい位置に戻す効果があります。女性力を向上させるだけではなく、全身の若返り効果が高いポーズです。

注意！ 生理中は控えてください。

女性力アップ！

コブラのポーズ

仙骨周辺の筋肉の冷えや硬さは、生殖器に負担をかけやすく、女性ホルモンが乱れる原因に……。コブラのポーズは骨盤全体が温まり、女性特有の病気やちつの冷えも改善されます。

1 うつぶせになり、脚は腰幅に開いて足の甲は床につけておく。手のひらを胸の横についてセットする。

2 息を吸いながら腹筋、背筋、腕の筋肉を使って胸から恥骨の上までを床から持ち上げる。ひじは伸ばしきらなくても OK。

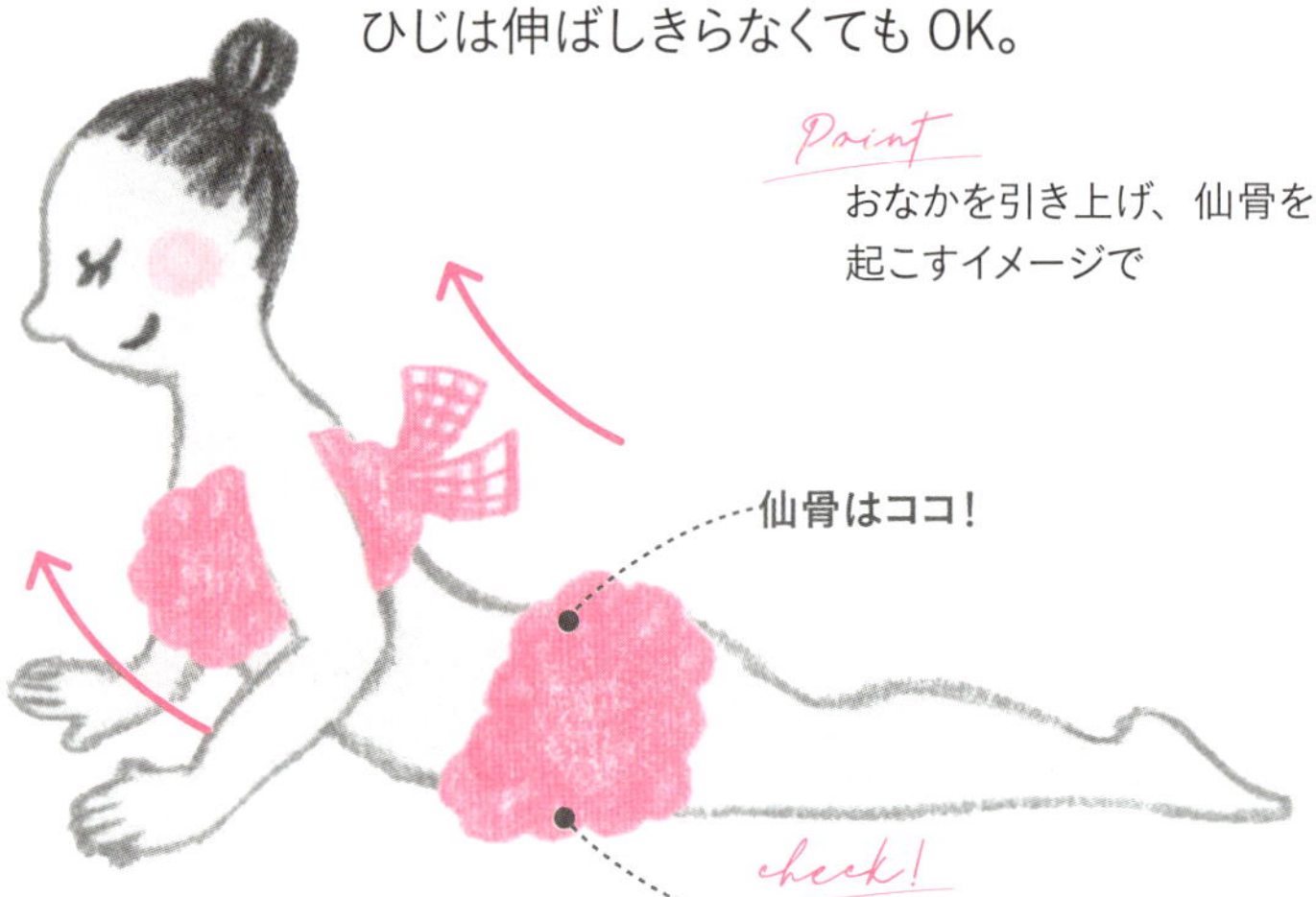
Point
おなかを引き上げ、仙骨を起こすイメージで
仙骨はココ！
check!
恥骨は床から離れないように
Point
肩甲骨を下げ、ひじを後ろに引くようにしながら胸を持ち上げて

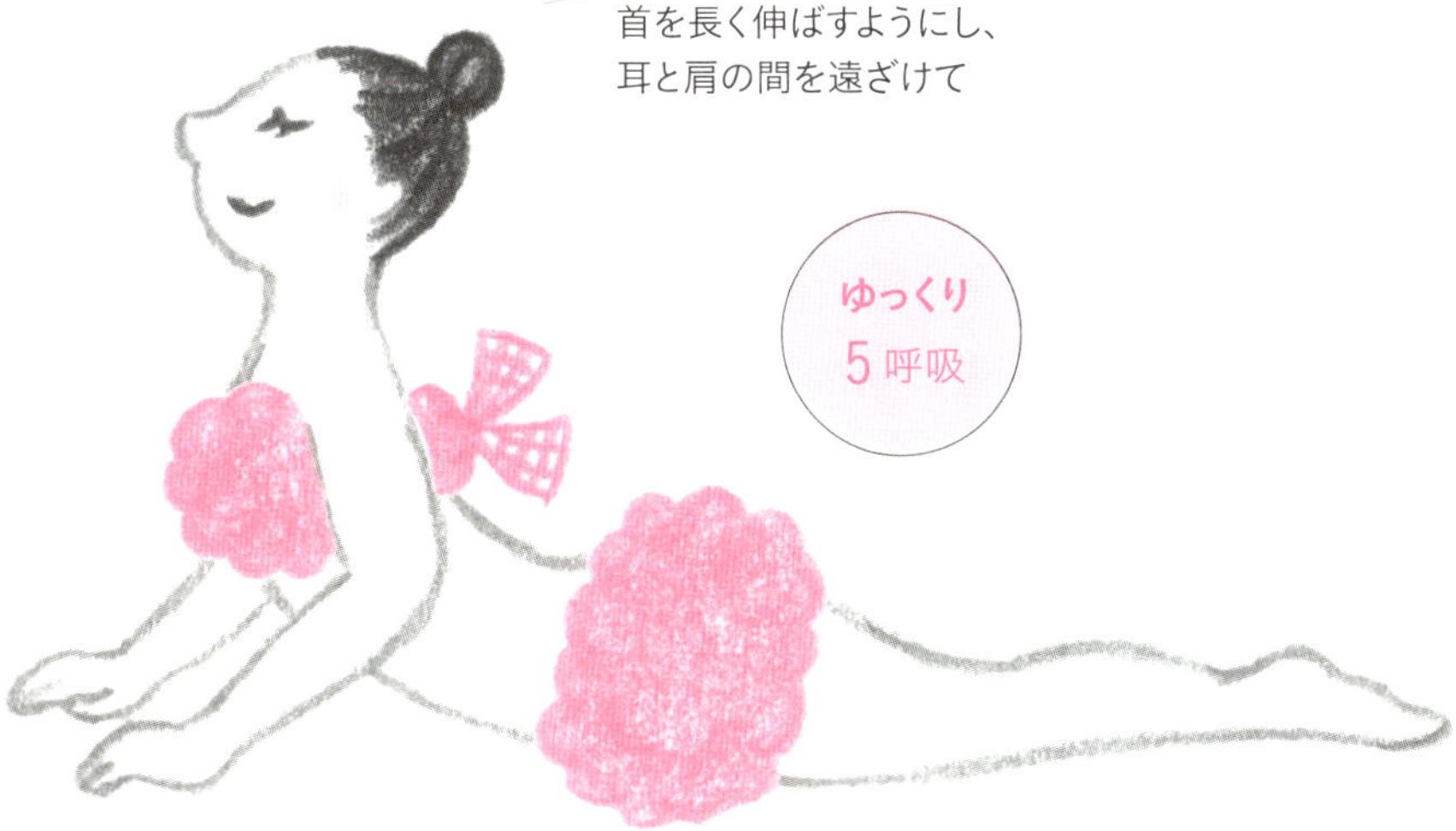
Point
首を長く伸ばすようにし、
耳と肩の間を遠ざけて
ゆっくり
5呼吸

3 5呼吸したら、息を吐きながらうつぶせに戻る。

より簡単に！

ベビーコブラのポーズ

背面が硬く、コブラのポーズが難しい人におすすめです。また、コブラのポーズに入る前の準備運動として行ってもよいでしょう。やり方はコブラのポーズと同様ですが、コブラでは上体全体を起こすのに対して、ベビーコブラでは胸だけを持ち上げます。

1. うつぶせになり、脚は腰幅に開いて足の甲は床につけておく。手のひらを胸の横についてセットする。
2. 息を吸いながら背筋を使って、胸を引き上げる。

Point
上がるところまででOK

3. 5呼吸キープし、息を吐きながらうつぶせに戻る。

女性力アップ！

肩立ちのポーズ

ふだんは下になっている脚を上に向けることにより、下垂している臓器を正しい位置に戻します。女性の性機能とかかわりが深い甲状腺を強化して、女性が持つ性機能を高めることができます。また、内臓の働きを活性化させるのでちつの冷えや乾燥にも効果的です。

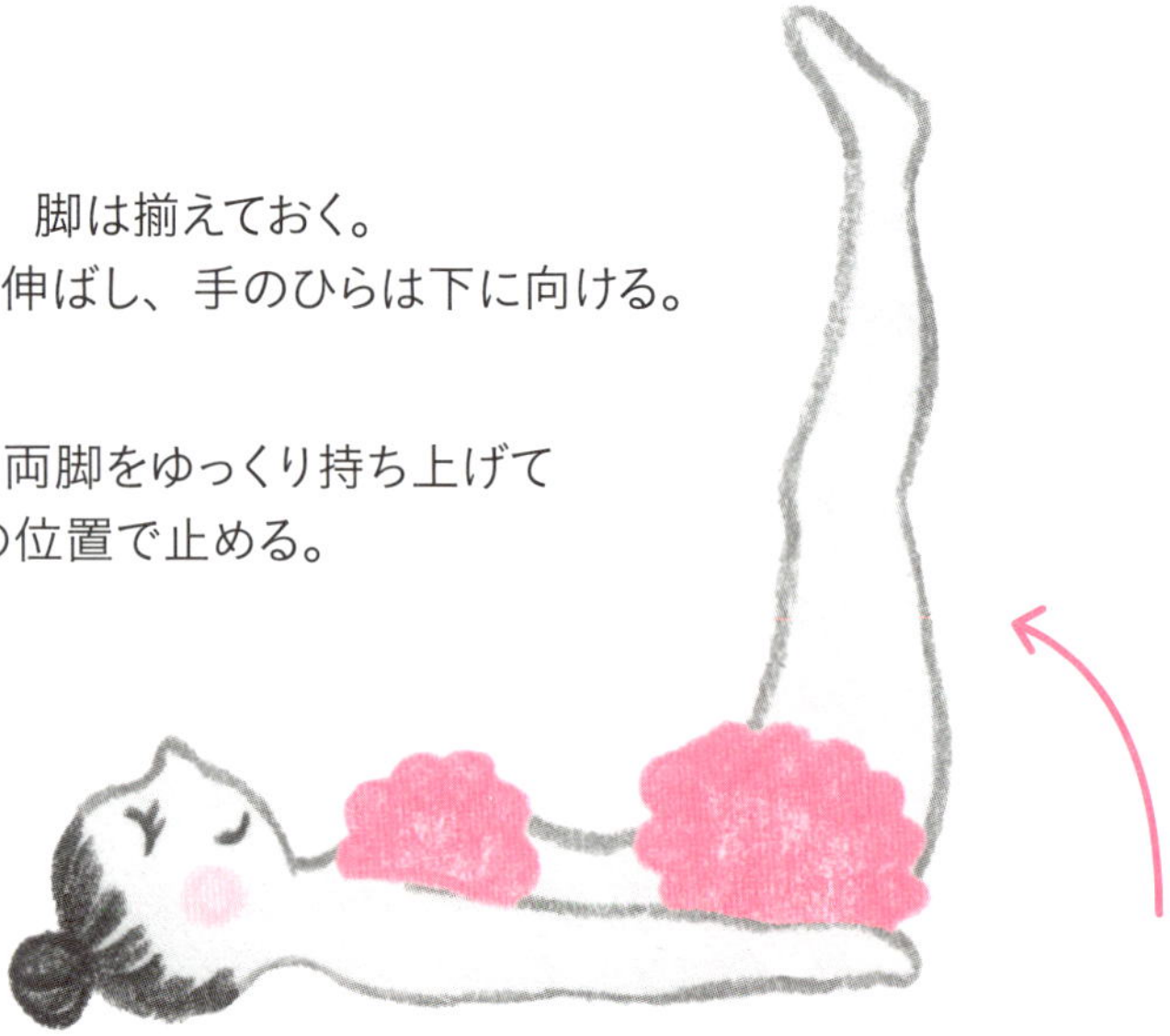

1 仰向けになり、脚は揃えておく。
両腕は体側に伸ばし、手のひらは下に向ける。

2 腹筋の力で、両脚をゆっくり持ち上げていき、90 度の位置で止める。

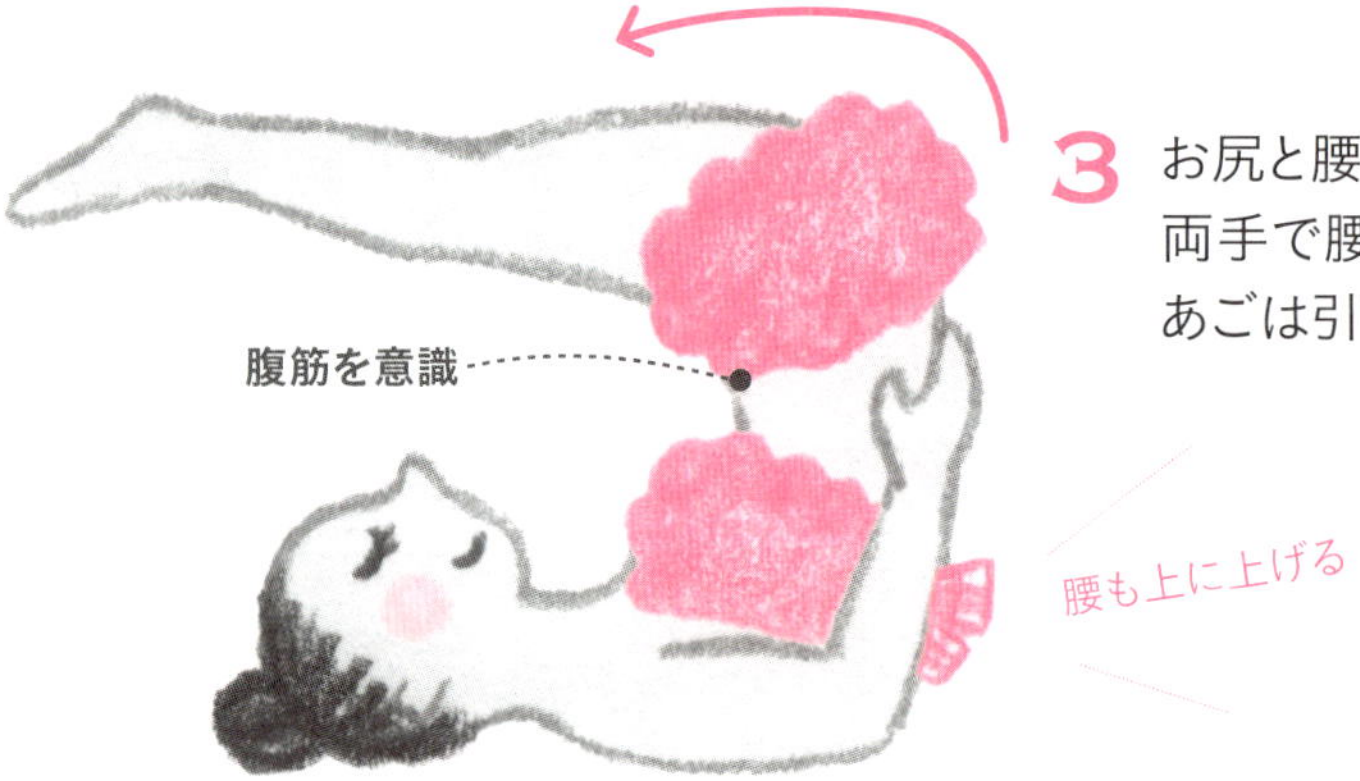

3 お尻と腰を持ち上げ、両手で腰を支える。あごは引いておく。

ゆっくり
5呼吸

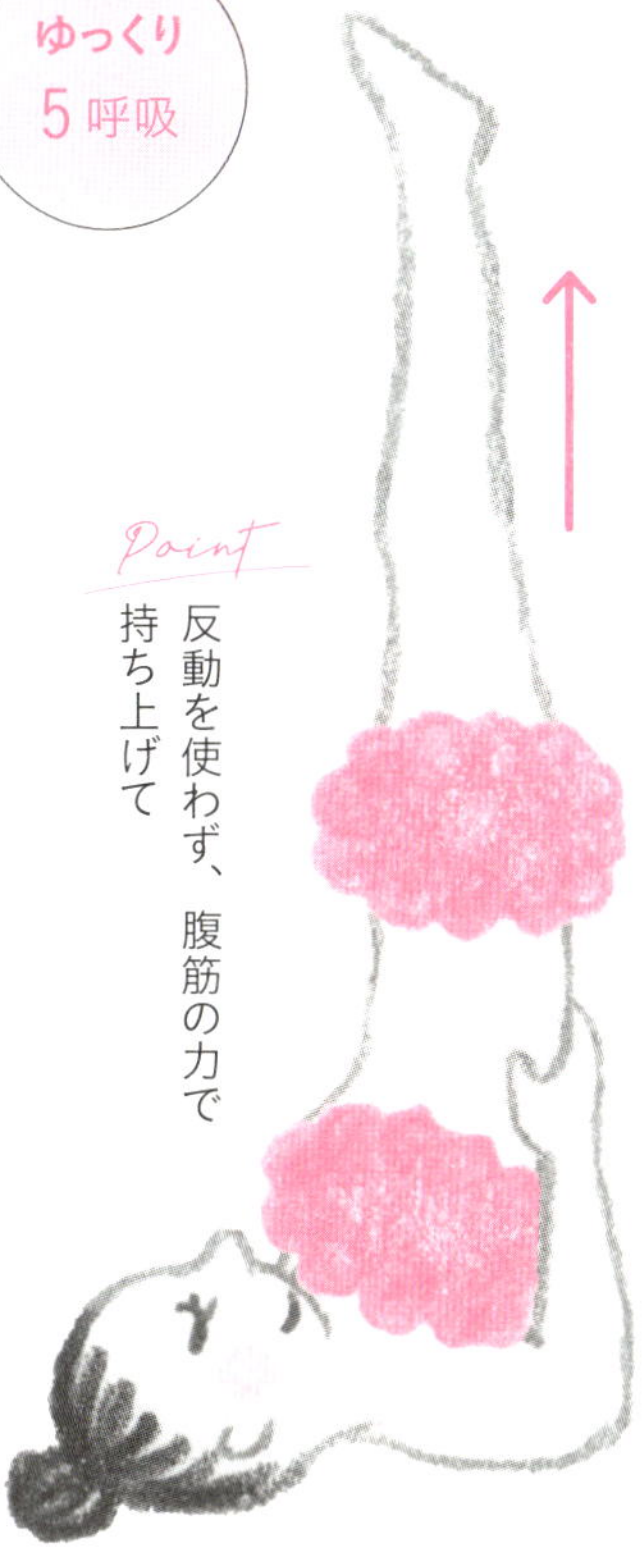

Point
反動を使わず、腹筋の力で
持ち上げて

4 脚を天井方向に伸ばし、
背中から足先までを
まっすぐにする。
そのまま5呼吸キープする。

5 ひざを曲げ、背中を
丸めながらゆっくりと
脚を床に下ろす。
背骨の一つひとつを
床に下ろしていくイメージで。

注意！ 首を傷める原因になるので、首を動かさないようにしましょう。

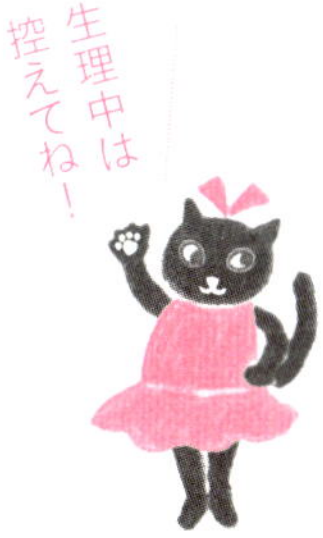

より簡単に！

初心者用の肩立ちのポーズ

腹筋の力が弱い人は、背中から脚までを天井に伸ばすことが、少し難しいかもしれません。その場合は、下記どちらかの方法を試してください。

1 3の脚が45度になっている状態から少しだけ脚を天井方向へ持ち上げてキープする。

2 ブロックやクッションをお尻（仙骨の下あたり）に敷いて脚を上げる。これにより腰が支えられて脚がまっすぐ上がりやすくなる。

アンチエイジング　姿勢　肩こり

頭頂部にある女性器と関係が深い「百《ひゃく》会《え》」というツボを刺激するポーズ。自律神経を整えて、女性ホルモンのバランスの乱れを改善することができます。

女性力アップ！

魚のポーズ

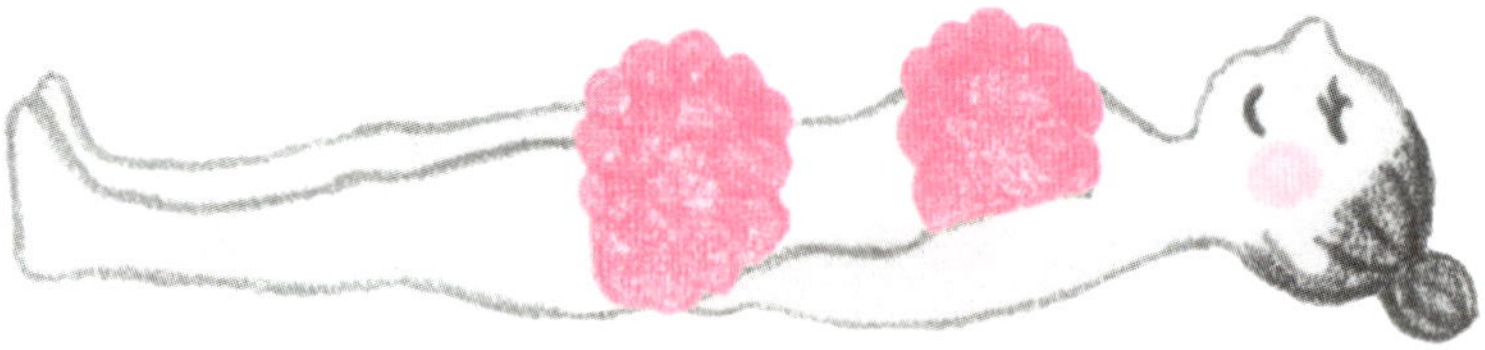

1 仰向けになり、脚は閉じて伸ばしておく。手のひらを下向きにして、両腕を体側に伸ばす。

ゆっくり
5呼吸

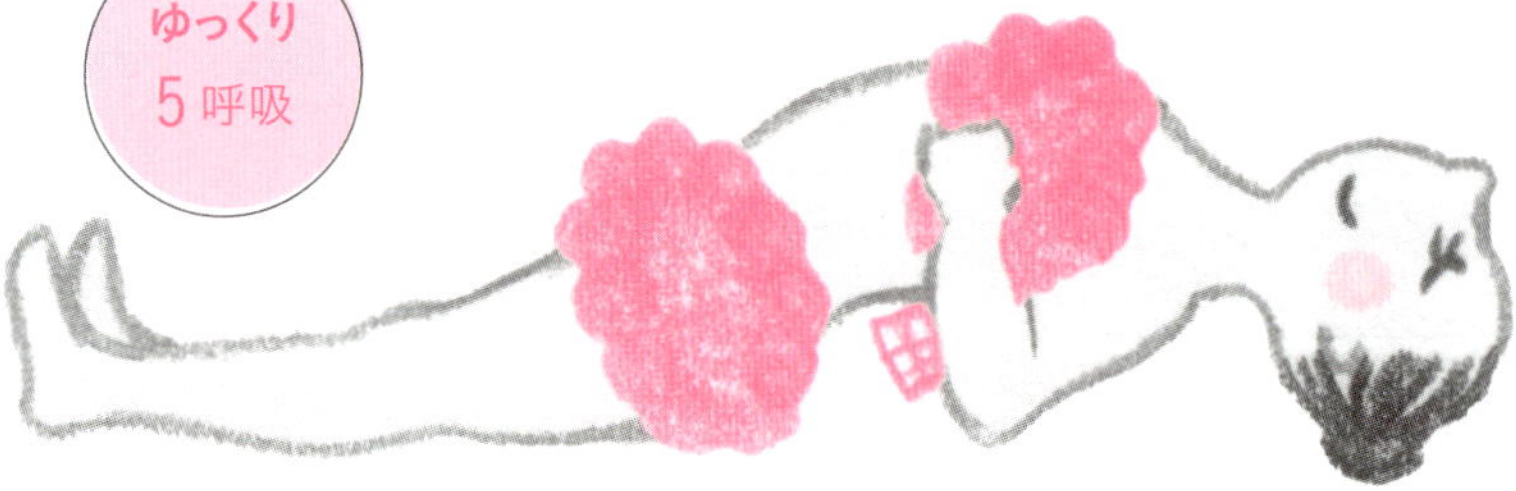

2 息を吸いながら肘で床を押し、肩甲骨を寄せながら天井に胸を持ち上げる。
肘で床を押すようにして支えながら、
首を反らし、頭頂部を床につけて
5呼吸キープする。

注意！ 首を痛める危険があるので、頭の位置を動かさないようにしましょう。

3 ゆっくりとあごを引き、頭を床に戻して、背中と手を床につけてリラックスする。

姿勢　腰痛　便秘

女性力アップ！

バッタのポーズ

腹圧がかかり、下半身、骨盤まわり、腹筋が強化されるポーズ。骨盤が安定し、ゆがみが改善することで、性機能の働きが整います。

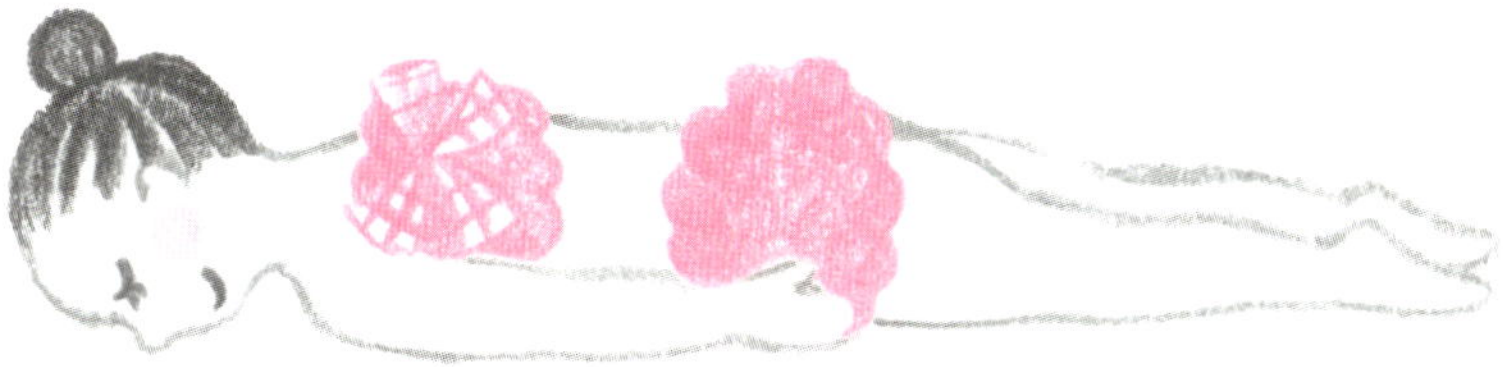

1 うつぶせになり、両手は体側にそわせる。
恥骨をしっかり床にあてて骨盤を安定させる。
額は床面につけ、肩を左右に開いてリラックスさせる。

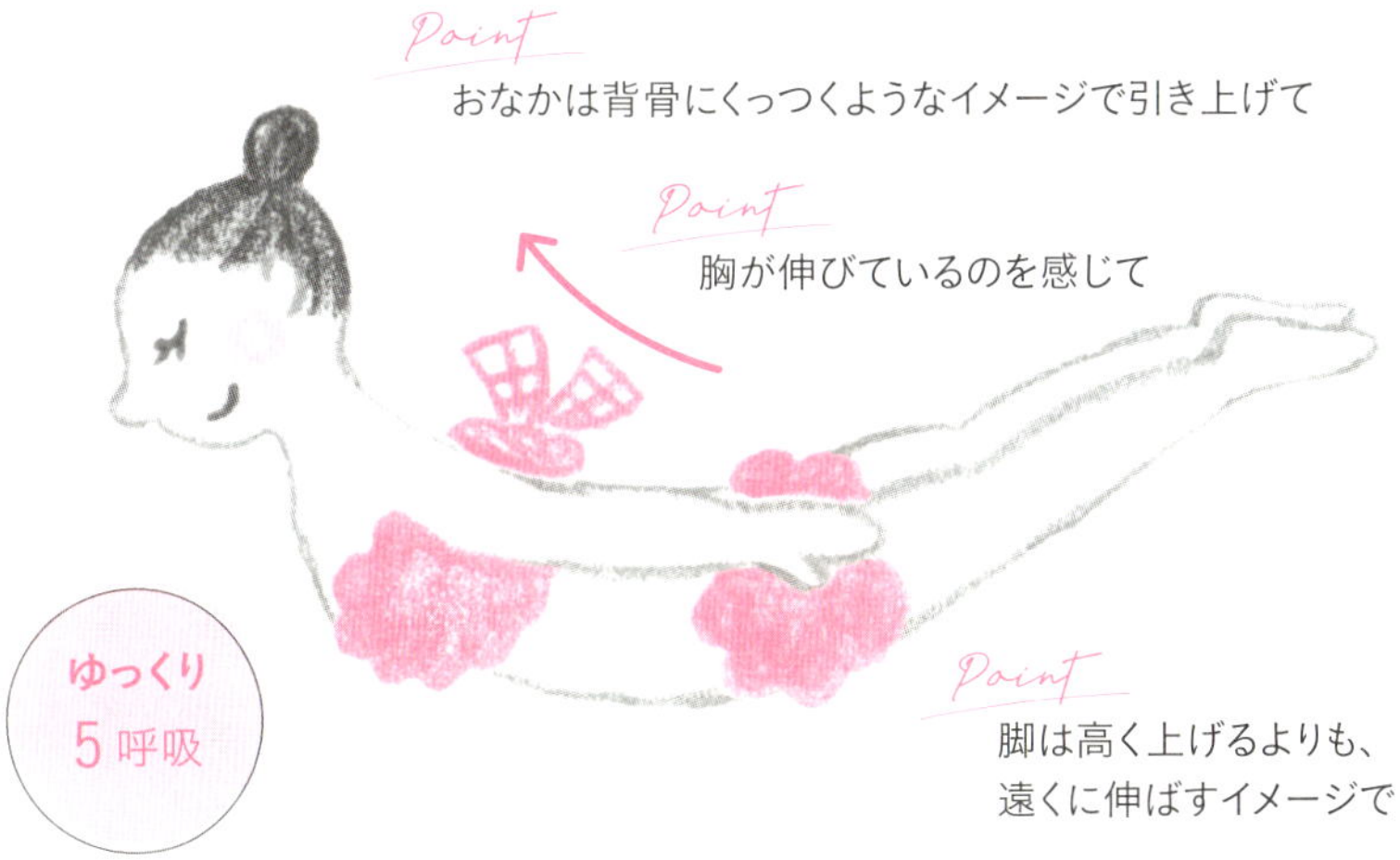
Point
おなかは背骨にくっつくようなイメージで引き上げて
Point
胸が伸びているのを感じて
ゆっくり
5呼吸
Point
脚は高く上げるよりも、
遠くに伸ばすイメージで

2 おなかを引き入れたら上体を起こし、
同時に両手と両脚を上げ、
5呼吸キープする。うつぶせに戻り、力を抜く。

PMS・月経痛を改善

合蹠《がっせき》のポーズ

骨盤の開閉リズムが乱れると、PMSや月経痛などの不調の原因に。このポーズは、骨盤まわりの凝り固まった筋肉をゆるめていくことで、PMSや月経痛、月経不順を改善します。

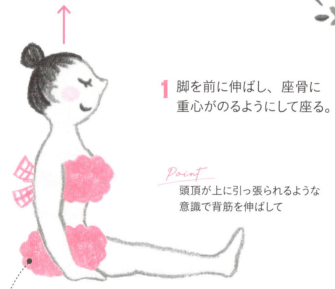

1 脚を前に伸ばし、座骨に重心がのるようにして座る。

Point
頭頂が上に引っ張られるような意識で背筋を伸ばして

座骨（お尻の下側にある2つ並んだ出っ張り）を床につける

2 両ひざを立てて左右に開き、
左右の足の裏を合わせる。

3 息を吐きながら、脚のつけ根から前屈する。

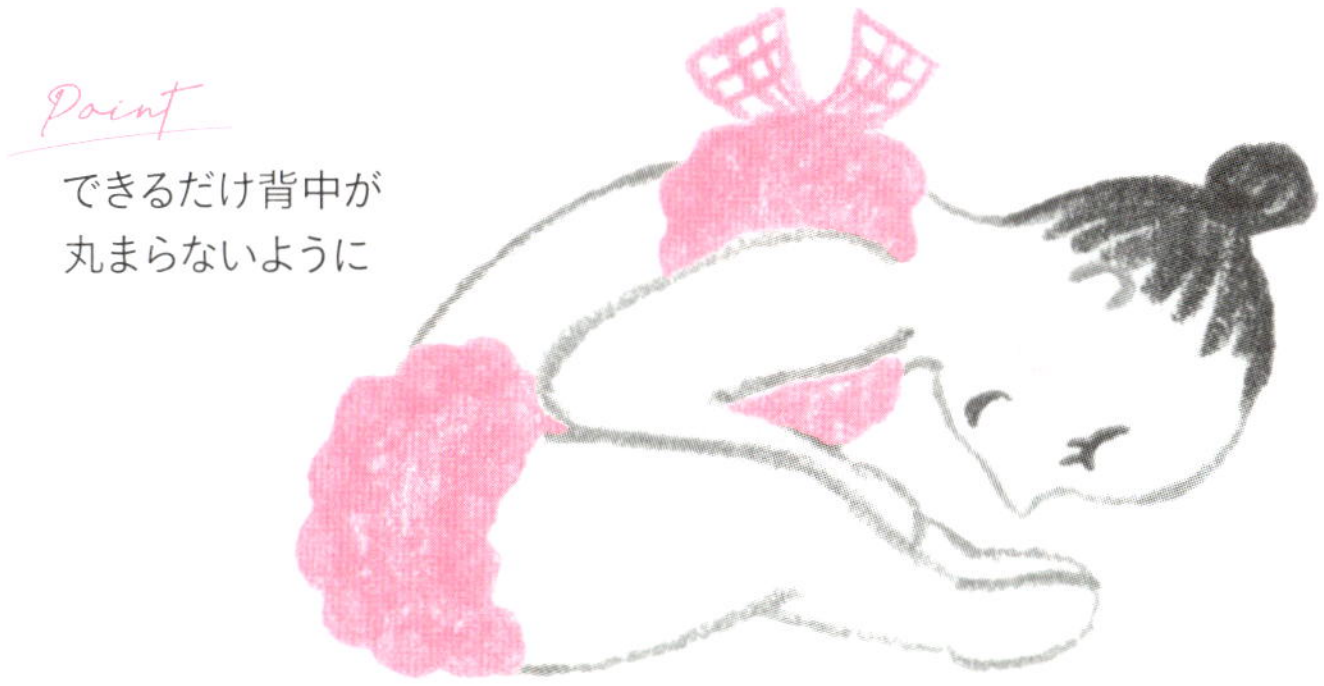
Point
できるだけ背中が
丸まらないように

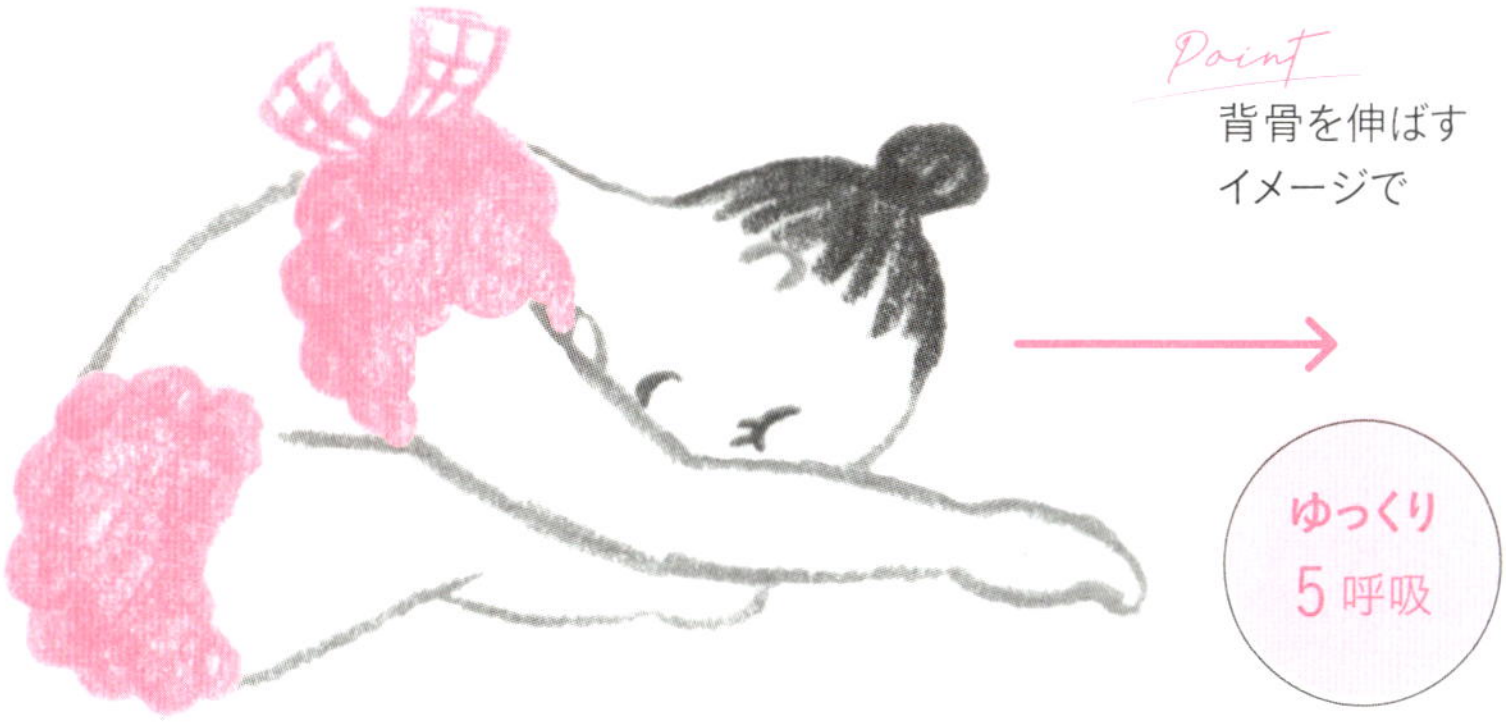
Point
背骨を伸ばす
イメージで
ゆっくり
5呼吸

4 息を吸いながら背すじを前方向に伸ばし、
吐いて前屈を深める。両手は前に伸ばして力を抜き、
そのまま5呼吸キープする。

5 ゆっくり起き上がってリラックスする。

開脚前屈のポーズ

血流が滞ると、特に足先などのカラダの末端が冷えやすくなります。このポーズは、骨盤まわりの血行を促し、もも裏やふくらはぎをストレッチすることで、足先まで血流を巡らせ、全身を温めます。毎日行えば、左右の骨盤のゆがみ改善に。

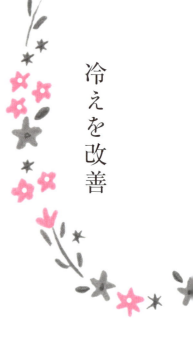

1 脚を左右に開いて座る。
座骨を床につけ、骨盤を立たせて
背筋を伸ばしたら上体を前へ倒す。

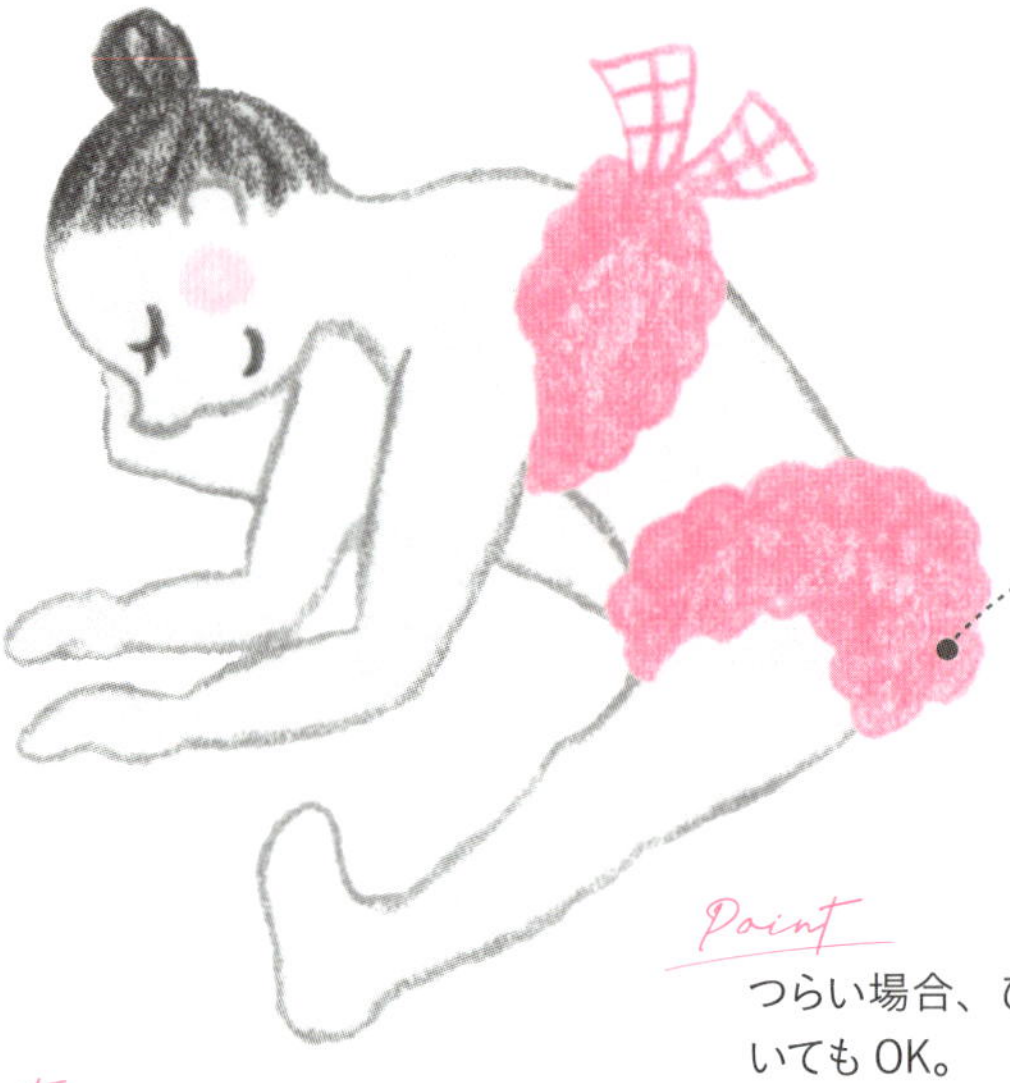
座骨
(骨盤の下にある
2つ並んだ
出っ張り)

Point
つらい場合、ひざは少し曲げていても OK。
骨盤を立たせることを優先して

Point
ムリして脚を開かなくても OK ですが
つま先とひざは上を向いた状態をキープ

2 背すじを伸ばしたまま、脚のつけ根から前屈する。
手は自然に前に伸ばして5呼吸キープする。

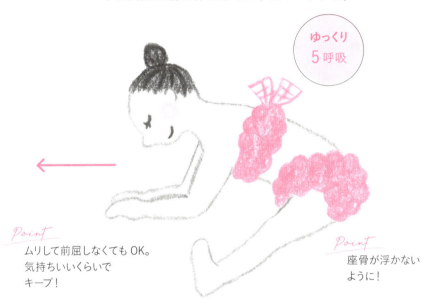

ゆっくり
5呼吸

Point
ムリして前屈しなくてもOK。
気持ちいいくらいで
キープ！

Point
座骨が浮かない
ように！

3 ゆっくりと起き上がり、リラックスする。

プチブレイク
片鼻呼吸でリラックスタイム！

鼻を指で片方ずつ押さえながら行う呼吸法。交感神経と副交感神経の働きをコントロールします。左右の脳、左右のカラダのバランスを整える効果があります。また、鼻の病気や不眠症、頭痛の改善も期待できます。

1 鼻の右の穴を指で押さえながら
左の穴で息を吸います。

2 左の穴を押さえながら、
右の穴で息を吐きます。
5呼吸繰り返しましょう。
副交感神経が働き、
心身がリラックスします。

※逆に行うと交感神経が優位になり、
心身がアクティブになります。ただし、
高血圧の人は逆バージョンは控えてください。

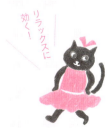

リラックスに
効く！

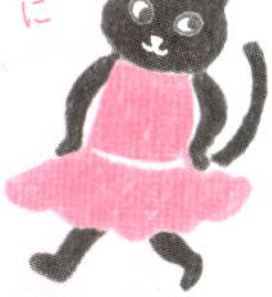

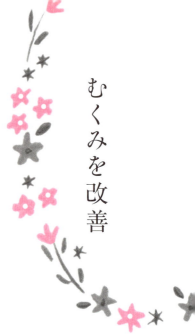

壁に脚を上げるポーズ

むくみを改善

下半身にたまりがちな血流やリンパの流れをよくして、冷えやむくみを解消します。むくみが解消されると、寝つきやすくなる効果も。下半身、特にももやもも裏には大きな筋肉が集まっているので、このような簡単なポーズでも高い効果が得られます。

1 カラダの右側を壁につけて、座る。

2 壁にお尻をつけた状態になるよう、横向きに寝そべる。

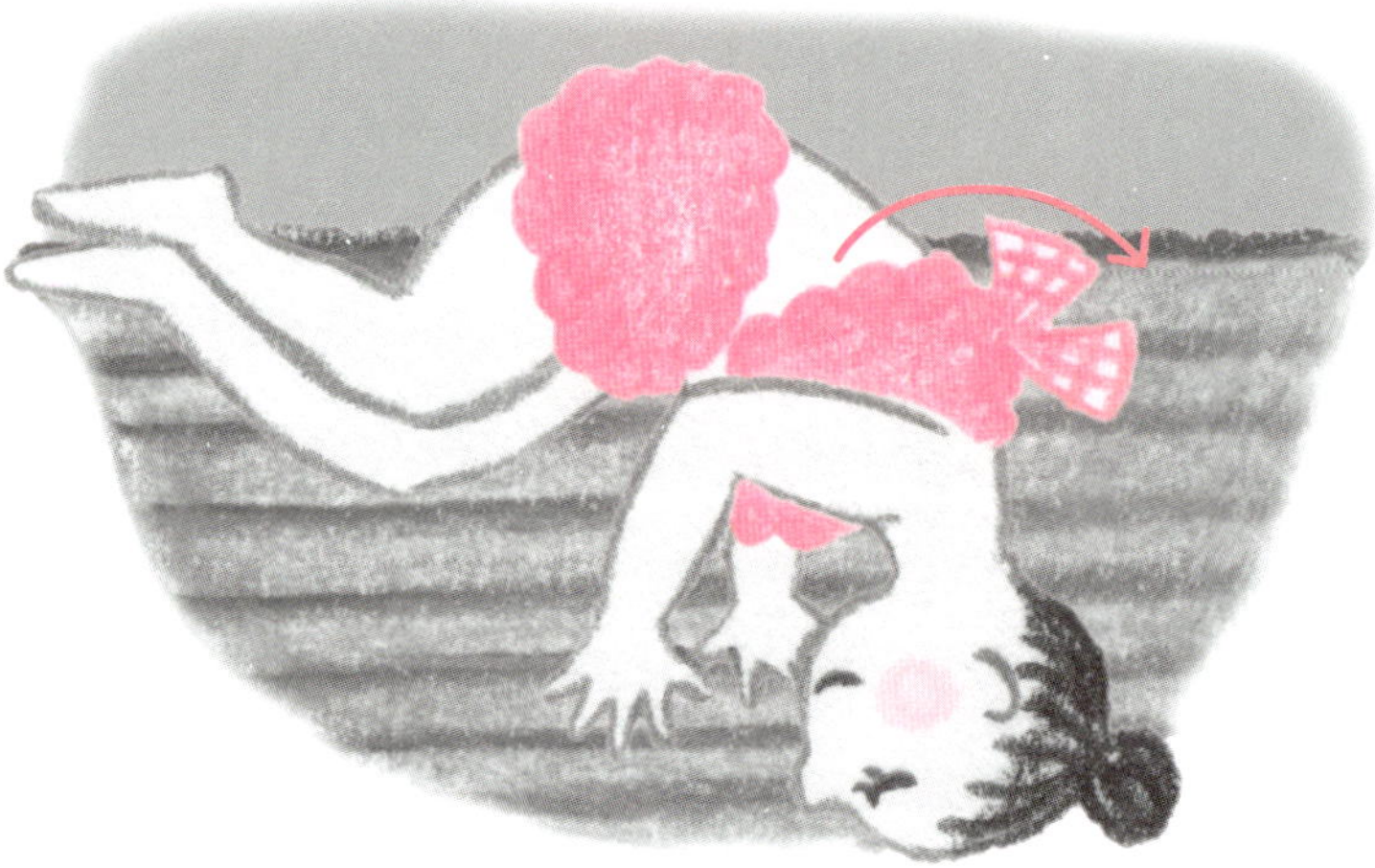

3 腕を使いながら、右に寝返るような感じでカラダを回して仰向けになる。

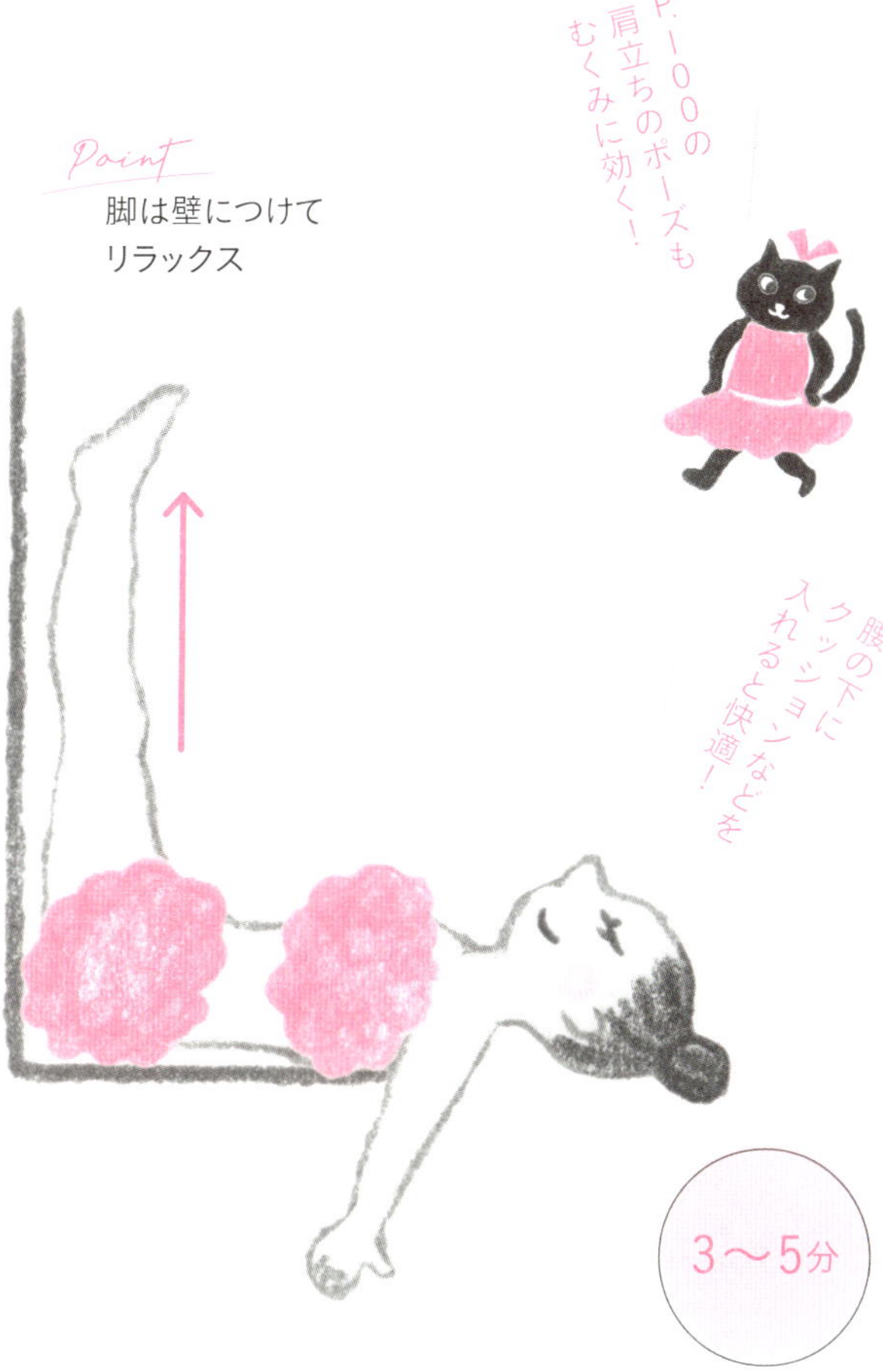
Point
脚は壁につけて
リラックス
P.100の
肩立ちのポーズも
むくみに効く！
腰の下に
クッションなどを
入れると快適！
3〜5分

4 脚を壁につけて上に伸ばす。
カラダを上向きにする。腕は自然に広げ、
手のひらは上に向けておく。

5 横向きに戻り、リラックスする。

注意！ 妊娠中は2〜3分を目安に行う。

便秘を改善

弓のポーズ

胸を開いて、背中を反らす弓のポーズは、おなかでバランスをとりながら、ゆっくりとした呼吸を繰り返すことで、腹部が刺激されることがポイント。腸の働きが活性化し、便通を促してくれます。

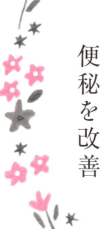

1 うつぶせになり、
両手で両脚の足首か、
つま先をつかむ。

Point
内ももの間は腰幅をキープ

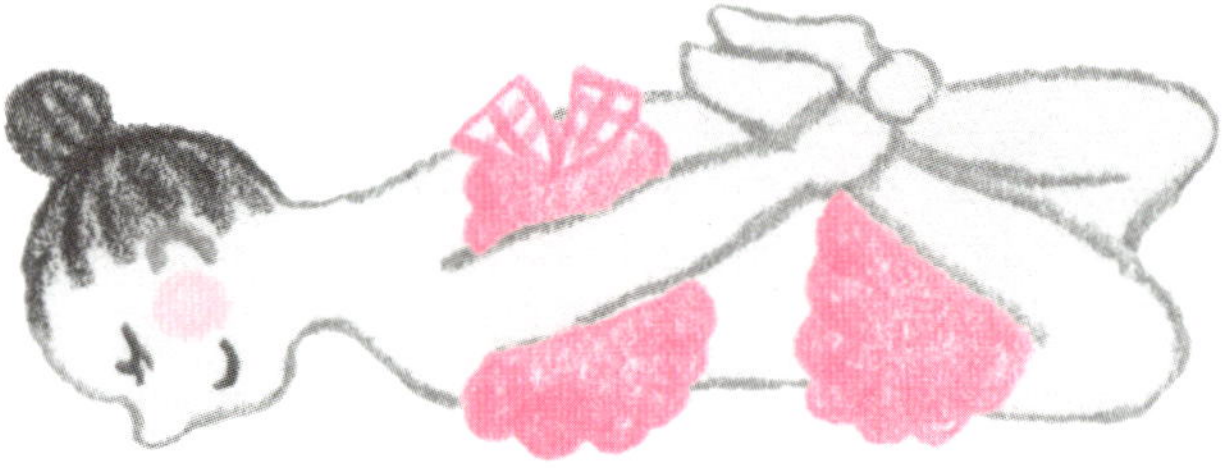

2 息を吸いながら胸を起こし、
同時に足首も上に引き上げて
ももとひざを床から持ち上げる。

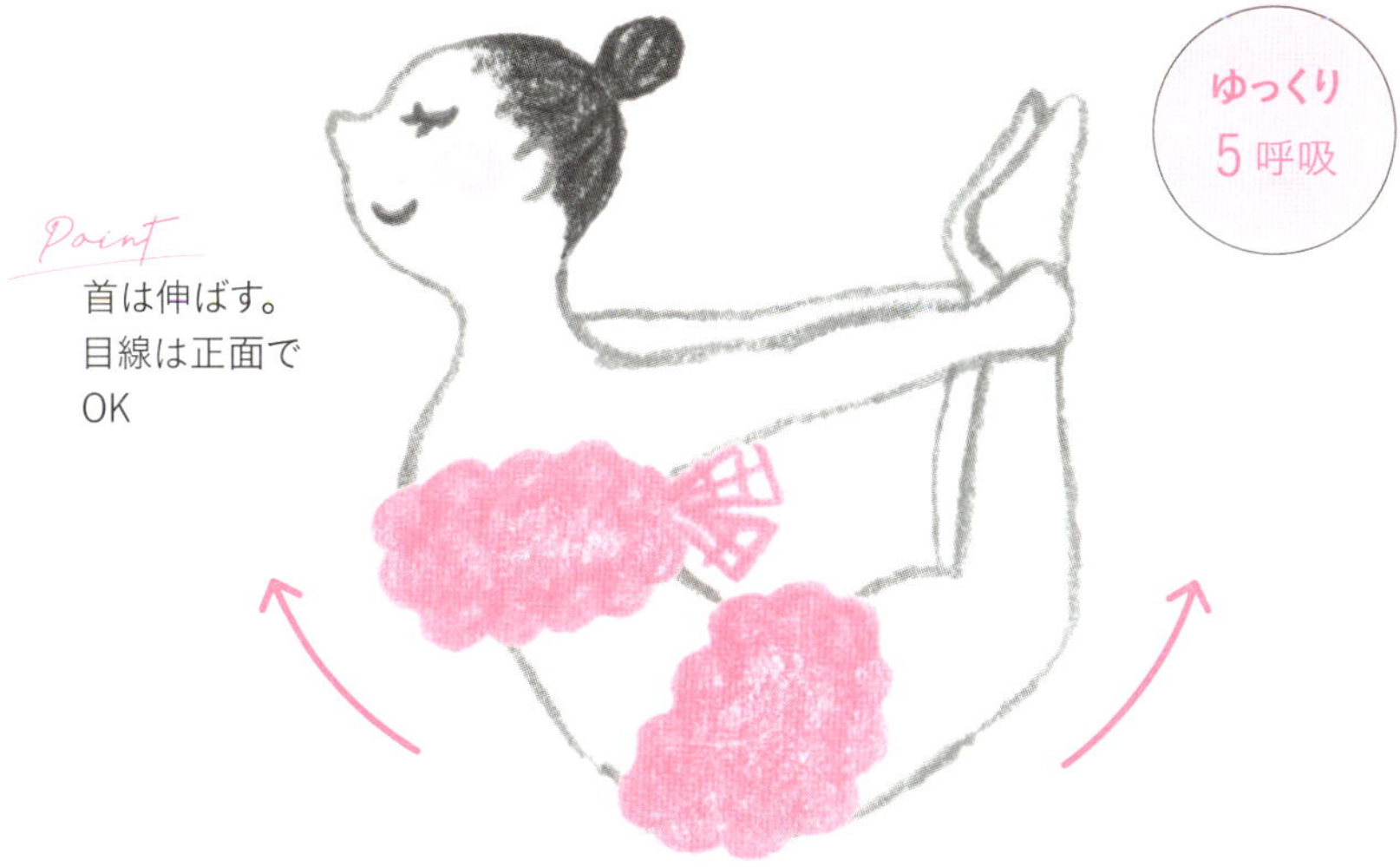
Point
首は伸ばす。
目線は正面で
OK
ゆっくり
5呼吸

3 呼吸を止めないよう注意。5呼吸キープしたら、力を抜いてうつぶせに戻る。

プラスα

腸つかみマッサージ

便がたまりやすいポイントをマッサージすることで便通を促します。何回か繰り返すと、固まっていた部分がほぐれてくるような感触が手のひらに伝わってきます。すぐに便意が起こることも多い、即効性の高いマッサージです。

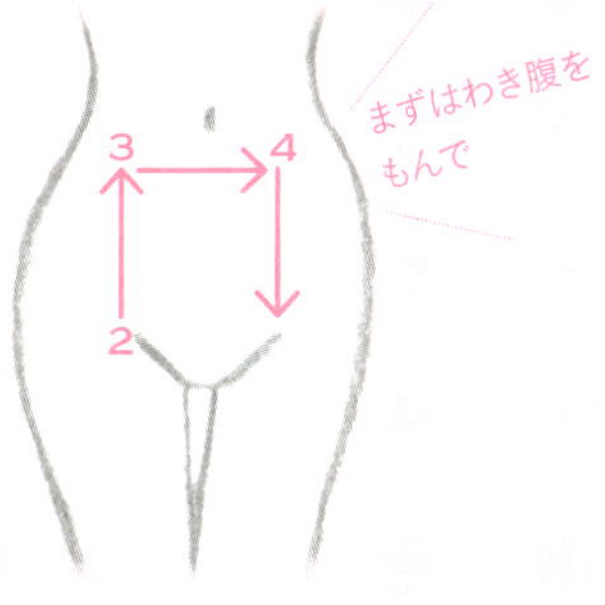
3
4
2
まずはわき腹をもんで

1 両方のわき腹（肋骨の下で骨がない所）あたりをもみほぐす。

2 右脚のつけ根の上から、右の肋骨の下まで指を立ててもみほぐす。

3 右の肋骨の下から、左の肋骨の下へもみほぐす。

4 左の肋骨の下から、左脚のつけ根まで押し出すようにほぐす。

尿漏れを改善

橋のポーズ

胸を開きながら、足裏や内もも、骨盤底筋、腹筋の力を使って腰をグッと持ち上げるポーズ。尿道を開け閉めする、骨盤底筋群の筋肉を引き締めるのに効果的です。

1 仰向けになり、脚は腰幅に開いてひざを立てる。

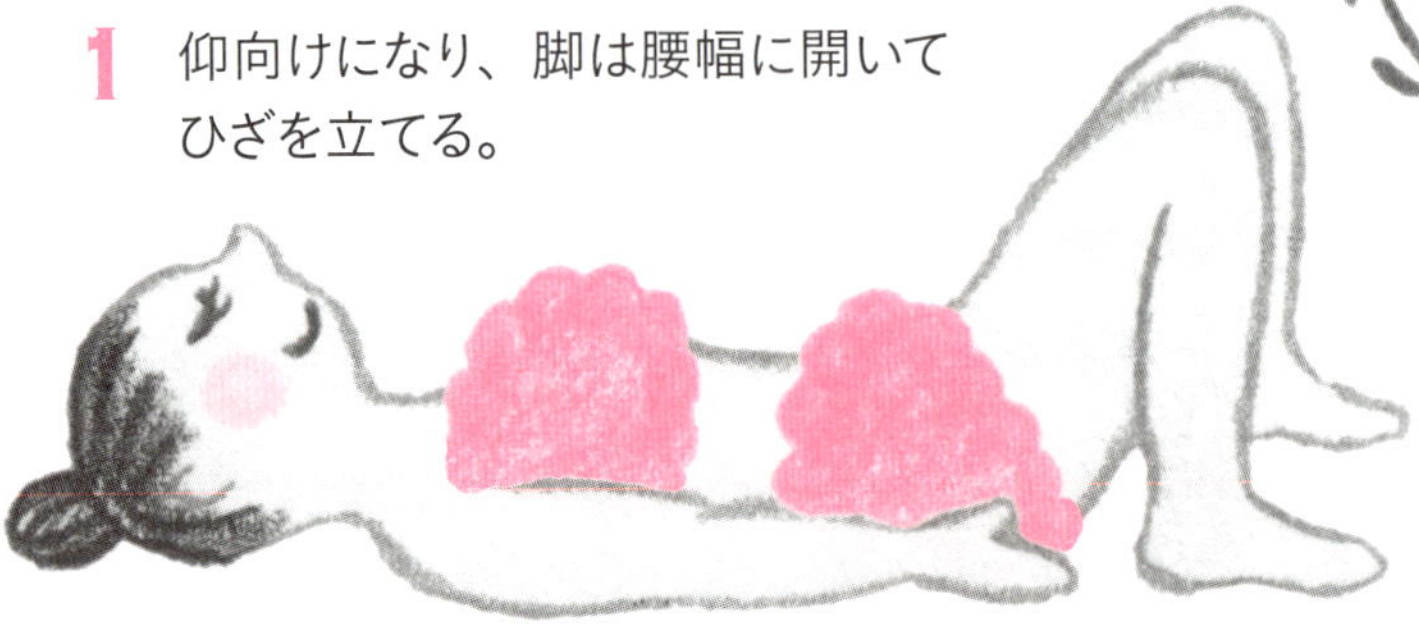

Point お尻とかかとの間隔は 20 ～ 30cm 程度

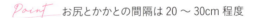

Point ひざが腰幅以上に、開かないように注意

ゆっくり
5 呼吸

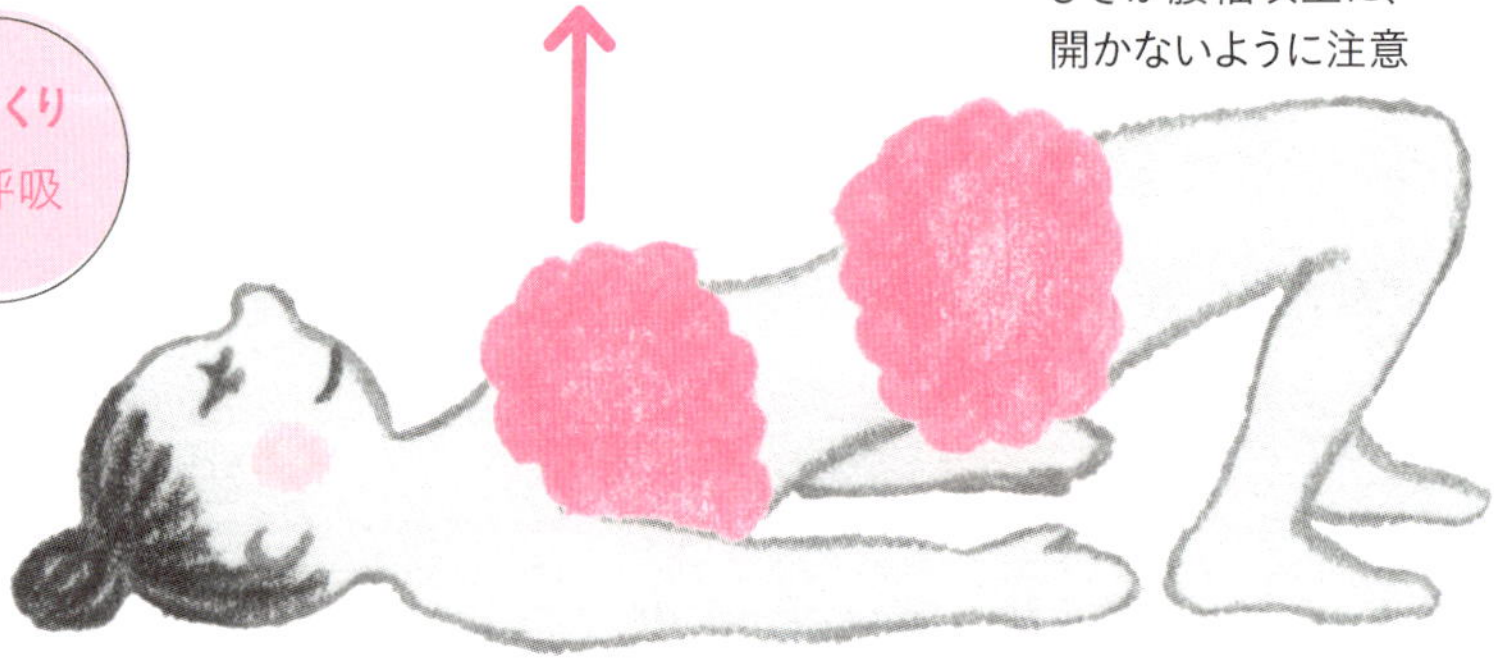

2 床を手で押して息を吐きながら、おなかを引き入れる。胸を天井に向かって持ち上げ、5呼吸キープ。

3 ゆっくりとお尻から背中を床におろす。

お尻を持ち上げた合蹠のポーズ

P.104で紹介した合蹠をお尻を持ち上げた状態で行うポーズも、尿漏れ改善に効果があります。おなかを引き入れながら腰とお尻を持ち上げることで、内もも、お尻が引き締められます。

1 仰向けに寝て、ひざを立てる。両脚は揃えておく。

2 脚を左右に開き、足の裏を軽くつける。
手のひらは床につける。

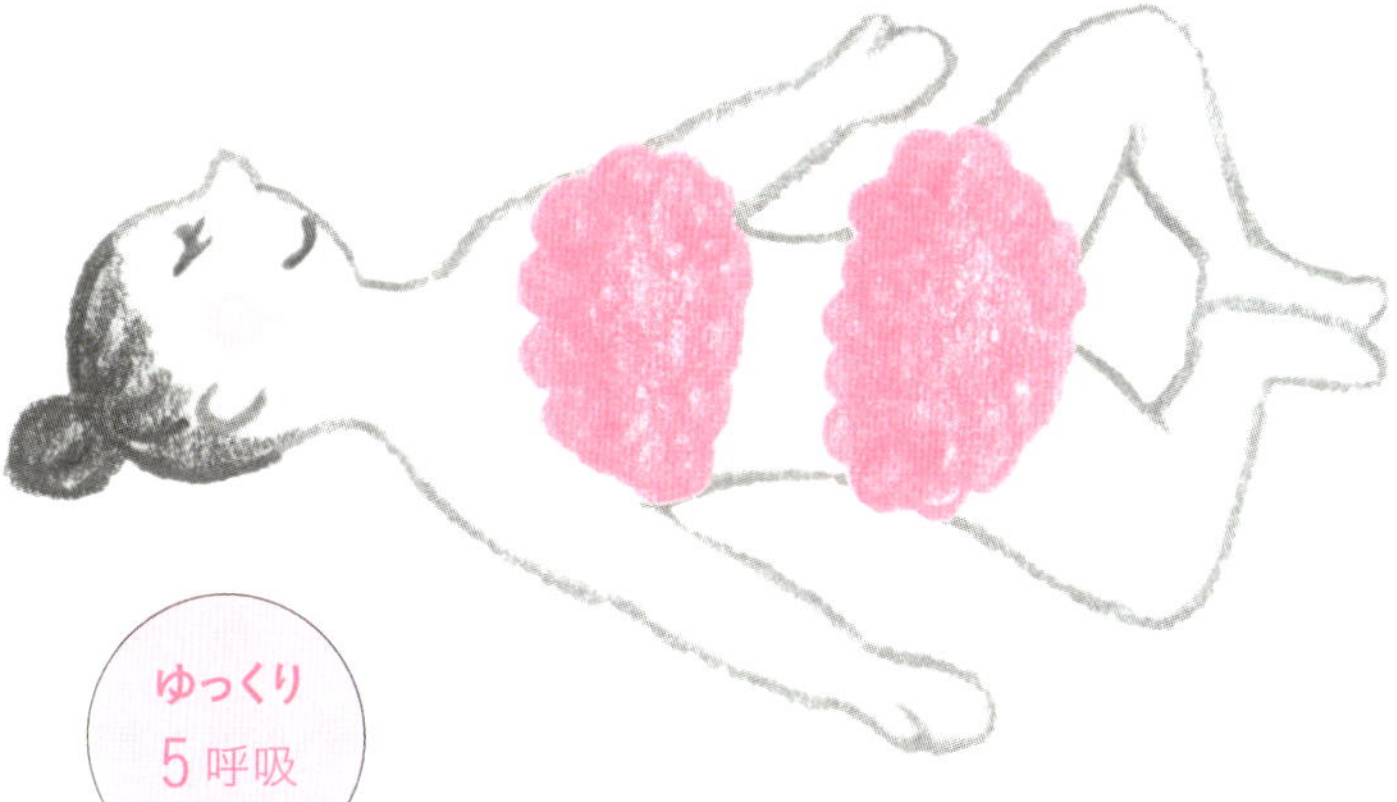

ゆっくり
5呼吸

3 おなかを引き入れた状態で、お尻から背中を持ち上げて5呼吸キープする。ゆっくりと姿勢を戻す。

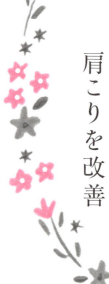

肩こりを改善

牛面《ぎゅうめん》のポーズ

左右の手を背中でつなぎ、引っ張り合う牛面のポーズは、背中や、肩関節を柔軟にし、二の腕まわりの筋肉をストレッチすることで、肩こりが改善します。本来のポーズでは、両脚を組み合わせて座りますが、ここでは上半身をゆるめる目的のために、上半身の動きだけを紹介します。

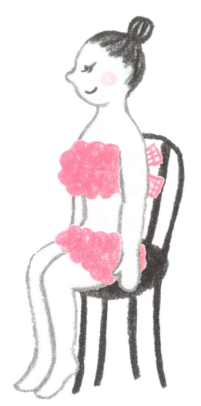

1 正座をするか、あるいは椅子に腰掛ける。

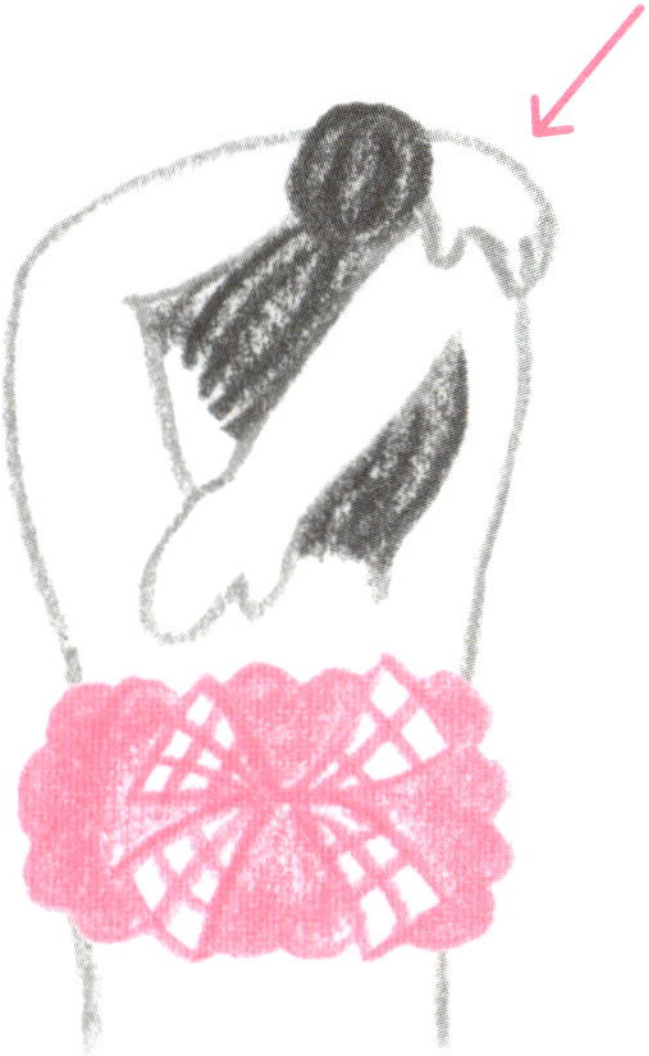

2 右腕を上に伸ばし、背中の後ろでひじを曲げる。左手で右ひじを下に押す。背中が硬い人は、このとき右手にタオルを持つとよい。

3 左腕は下から背中に回し、右手あるいはタオルを握る。背中の後ろで手をつかめたら、胸を引き上げる。

Point
頭が前や左右に傾かないよう、正面に向けて

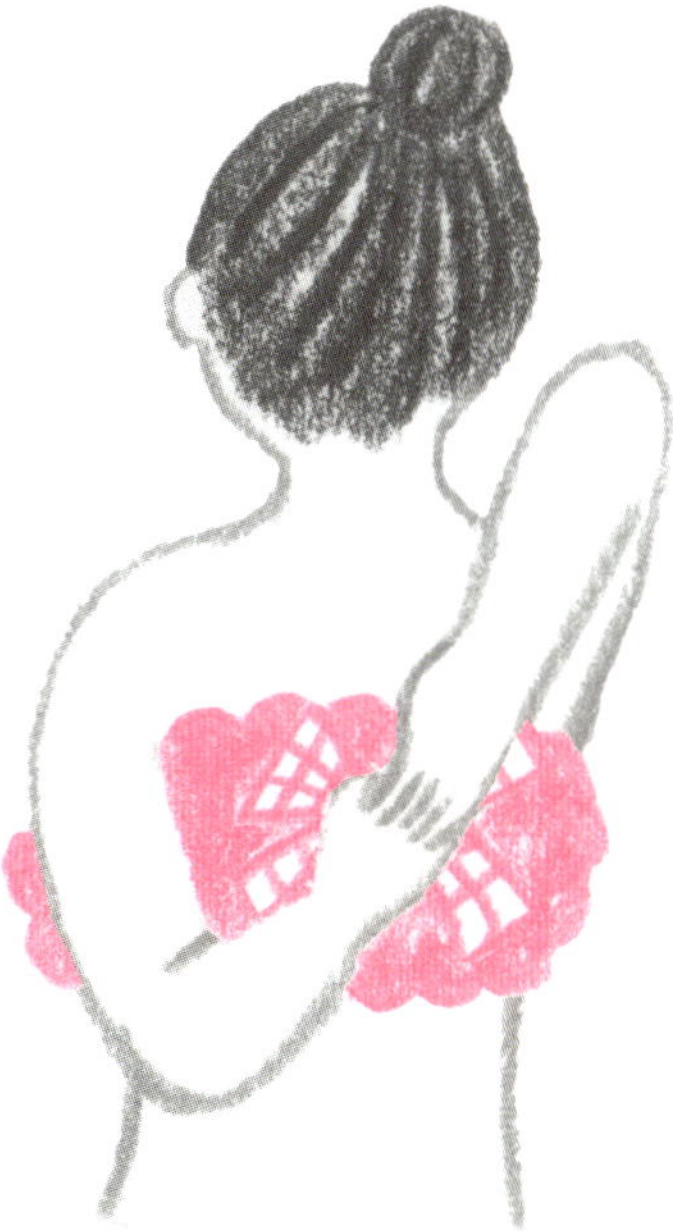

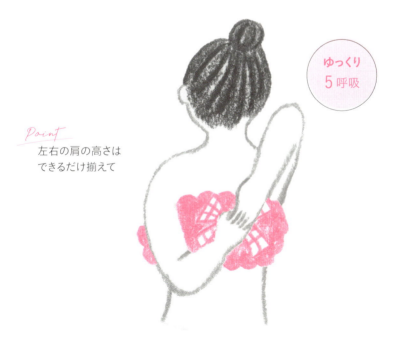

ゆっくり
5呼吸

Point
左右の肩の高さはできるだけ揃えて

4 5呼吸したら手をほどき、リラックスする。逆の手も同様に行う。

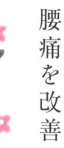

腰痛を改善

針の目のポーズ

腰痛になる原因の一つとして、お尻の筋肉のこりが蓄積していることがあげられます。このポーズは、お尻や腰まわり、股関節まわりなどの筋肉をストレッチし、ゆるめることで腰痛を改善します。

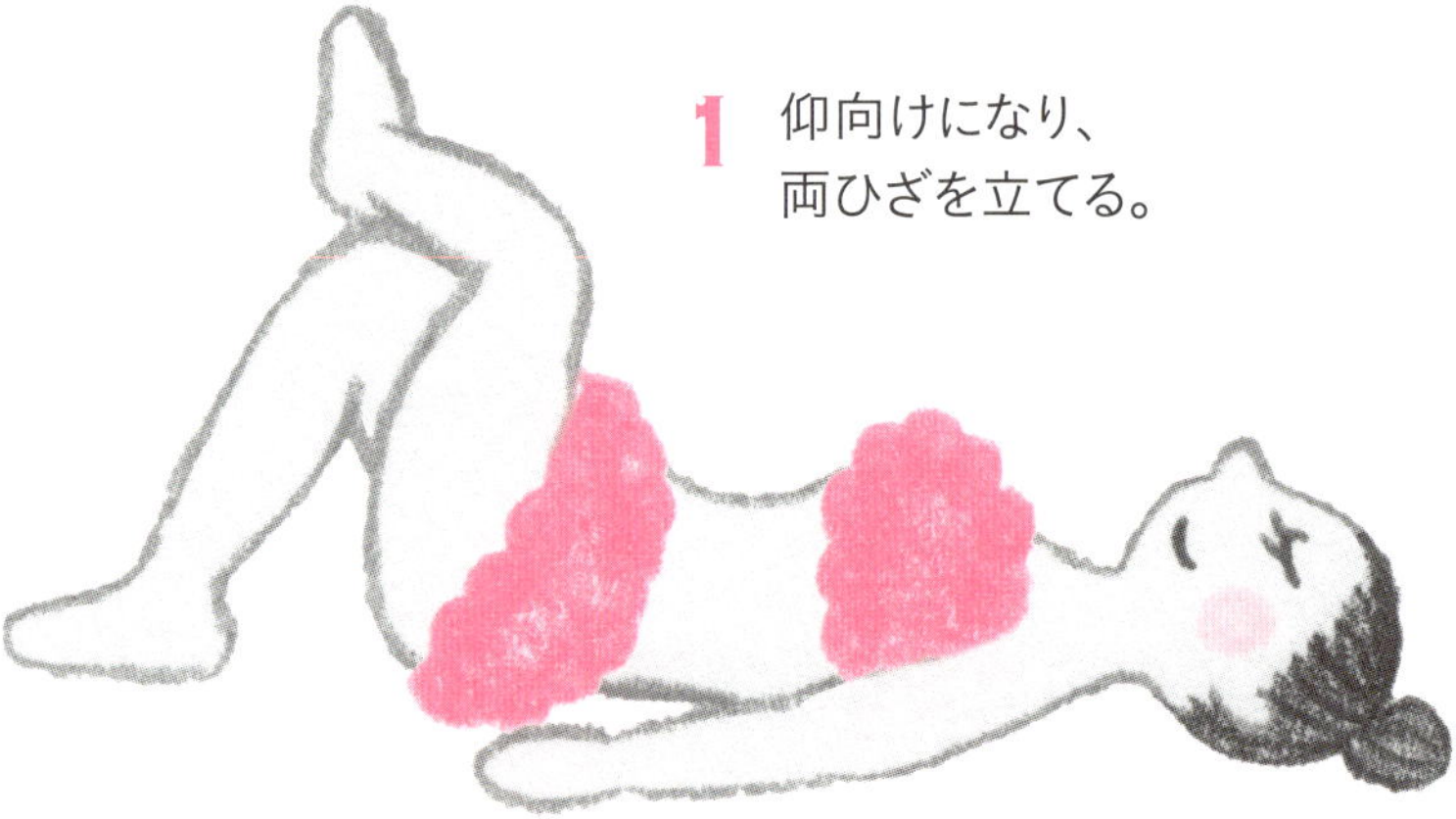

1 仰向けになり、
両ひざを立てる。

2 左脚のくるぶしを右のももに
ひっかける。

Point
左足首の角度が 90 度になるように

3 右ももを持ち上げ、
両手で右のひざを抱える。
手が届かない場合は、
右のもも裏を抱える。

4 背骨を伸ばしながら、ももを
引き寄せて、5呼吸キープする。

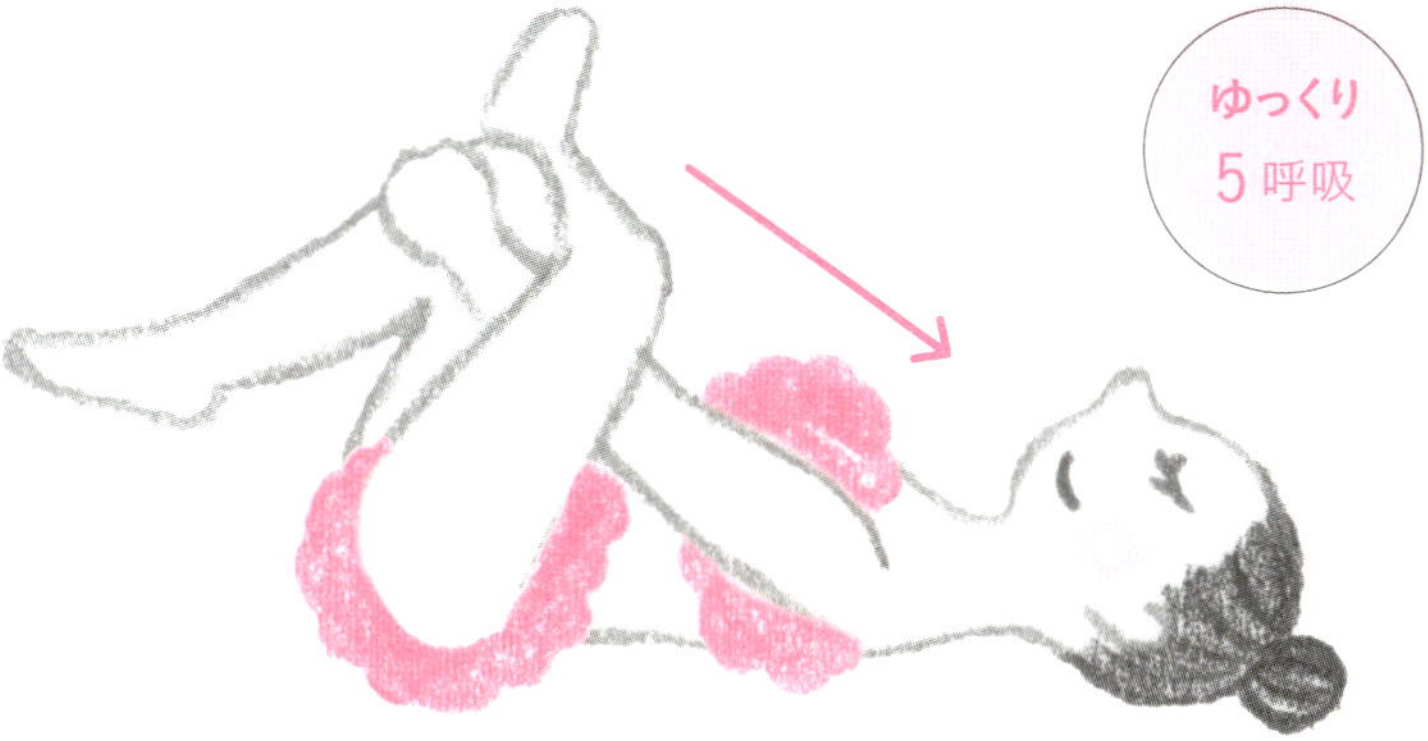

Point
お尻が床から浮かないように
注意して

5 手足をほどき、リラックスする。
反対の脚も同様に行う。

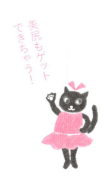

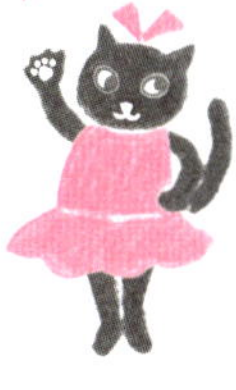

ぽっこりおなかを改善

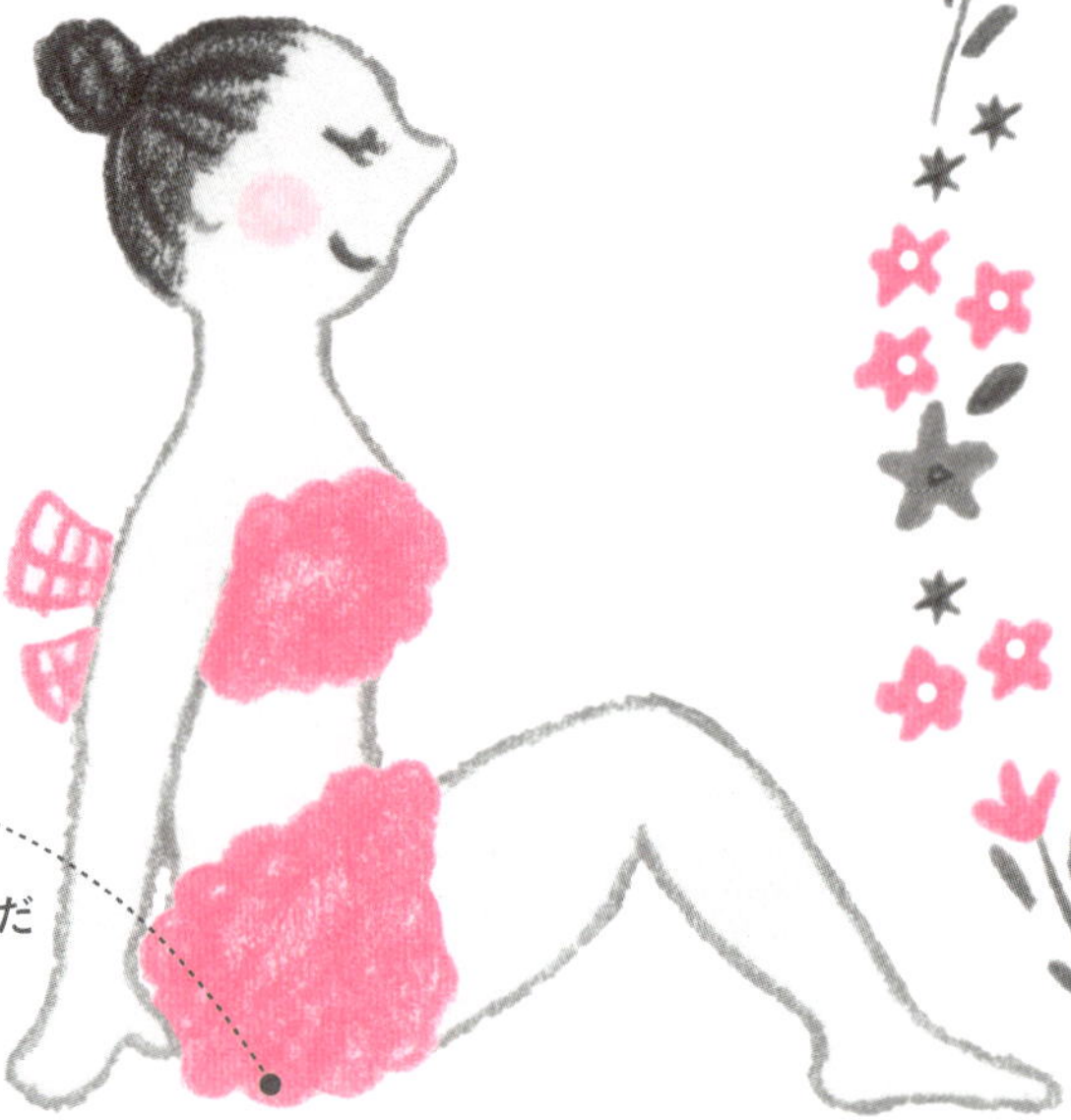
座骨
（骨盤の下に
ある2つ並んだ
出っ張り）

1 両ひざを立てて座り、座骨を床につけ、骨盤を立たせて背筋を伸ばす。

2 両手でもも裏を支え、息を吸いながら、両脚を持ち上げる。すねが床と並行になるまでの高さに上げる。

舟のポーズ

やせているのに、下腹部だけがぽっこり出ている場合は、骨盤底筋が衰えている可能性大です。このポーズは、骨盤底筋と腹直筋、背中まわりのインナーマッスルを、効率よく鍛えられます。

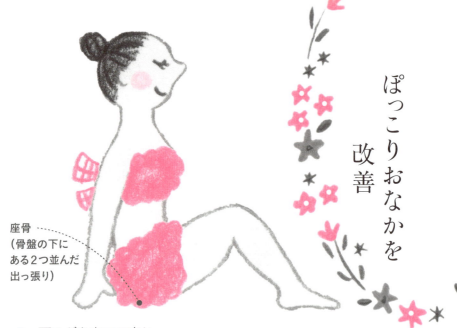

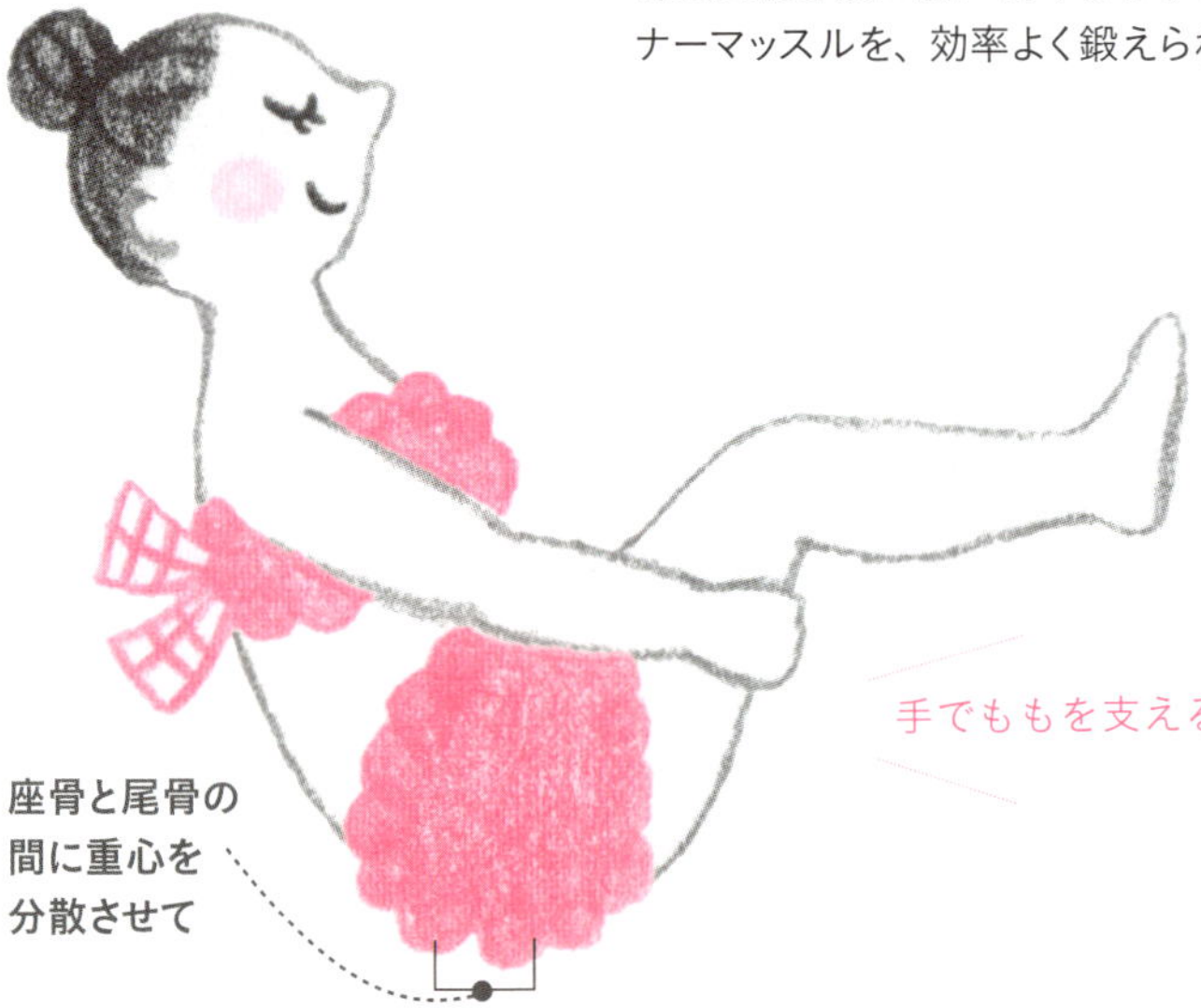
手でももを支える
座骨と尾骨の
間に重心を
分散させて

3 両手で、ふくらはぎを支えた状態で1呼吸する。この時点でカラダがグラグラする場合は、このまま5呼吸キープする。

4 余裕があれば、息を吐きながら両脚を伸ばす。
両手は肩の高さで、床と平行になるように前に伸ばす。

ゆっくり
5呼吸

Point
おなかを引き入れて、腰が丸まらないように

Point
ちつの少し後ろ側を引き締めるような意識を持つと、より骨盤底筋が働き、ポーズも安定します

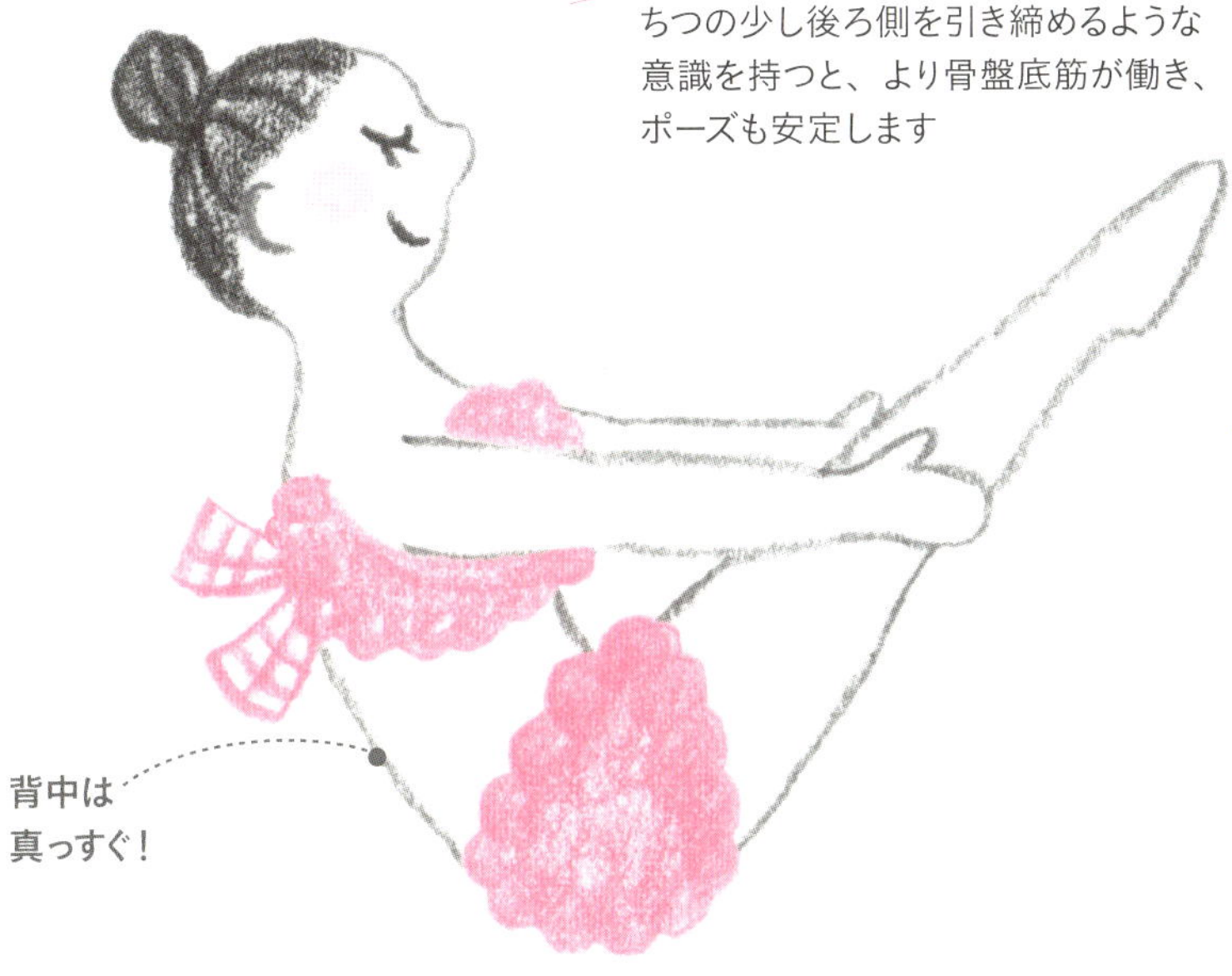

5 ゆっくり両脚を床につけ、力を抜いてリラックスする。

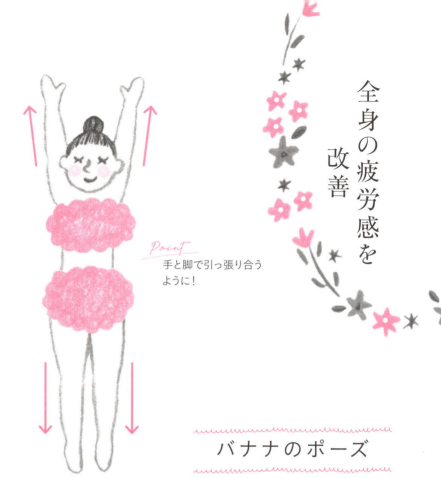

全身の疲労感を改善

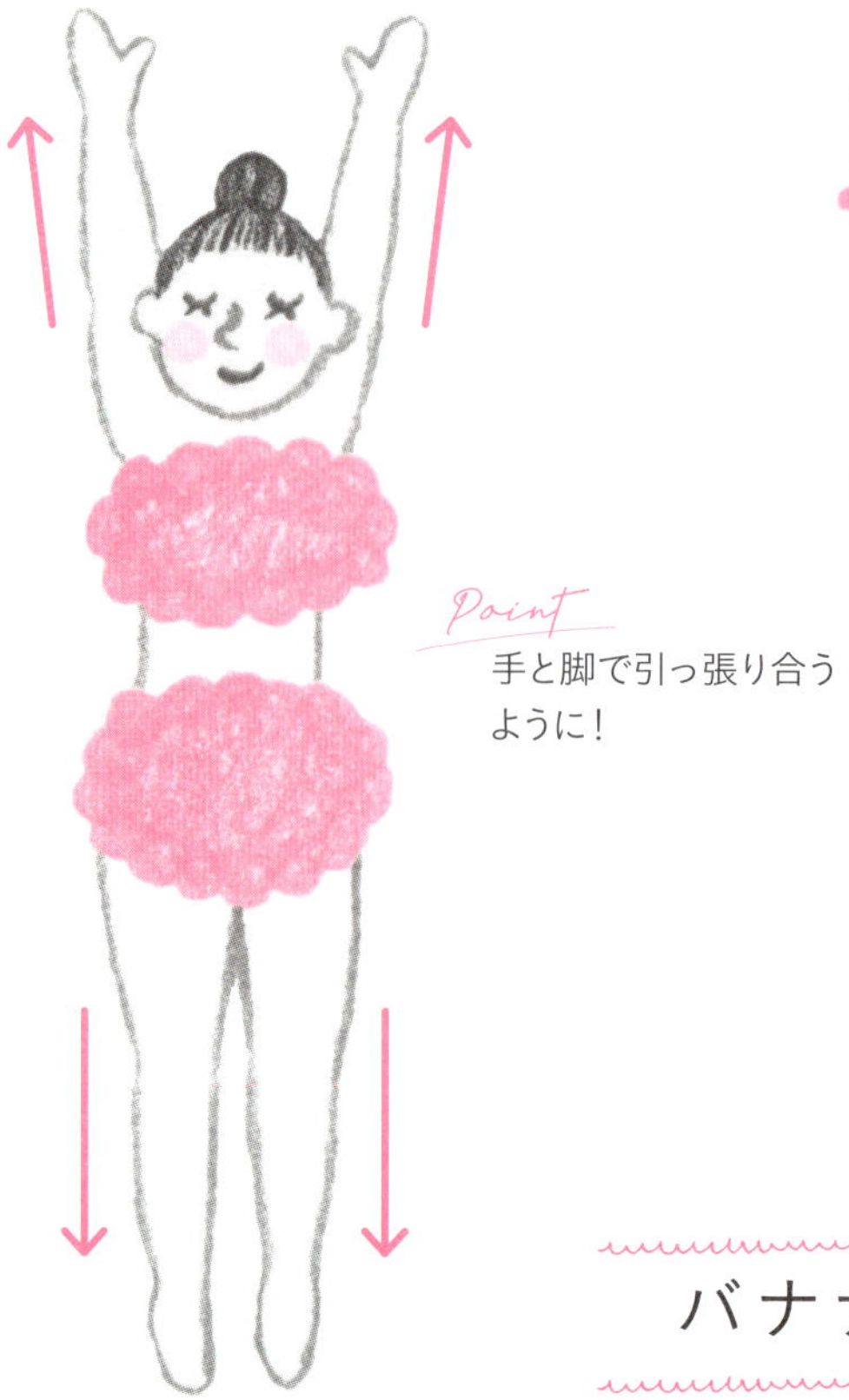
Point
手と脚で引っ張り合うように！

バナナのポーズ

わき腹が縮むと体内に熱がこもって、寝つきが悪くなったり、眠りの質が落ちて疲れがとれにくくなる原因になります。カラダを伸ばすストレッチをして、体外から熱を逃しましょう。寝る前に行うと、リラックス効果が得られ、眠りにつきやすくなります。

1 仰向けになり、
息を吸いながら両手を
ばんざいのように上げて、
思い切り伸びをする。

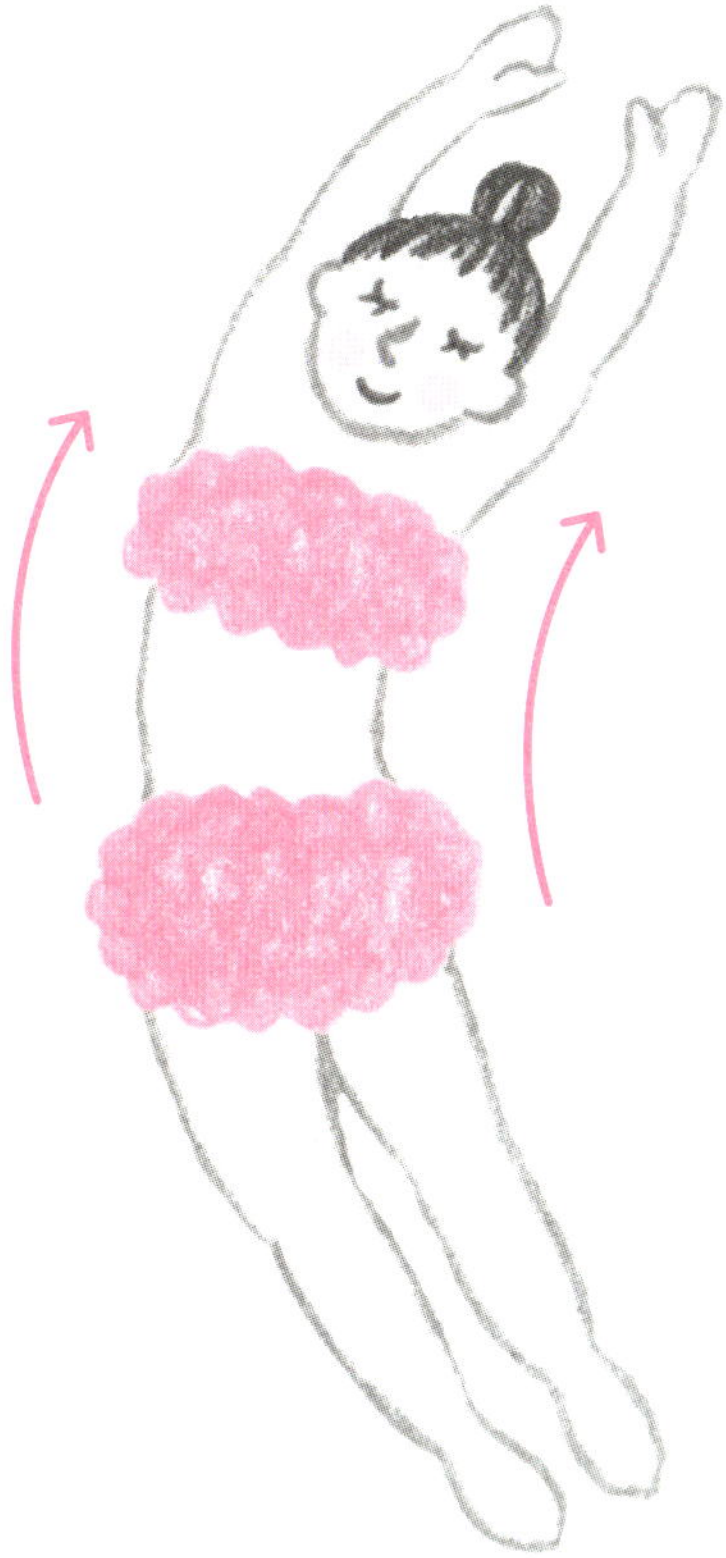
気持ちよいところでキープ
Point
お尻の位置を動かさない
ように！

2 吐く息と一緒に
両手足をそれぞれ
左側に伸ばす。

3 バナナのような形をつくり、
呼吸をする。

Point
腕はできるだけ
床につけて
おいて

ゆっくり
5呼吸

4 力を抜いてリラックスする。
右側も同様に行う。

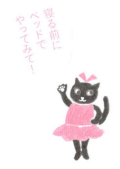

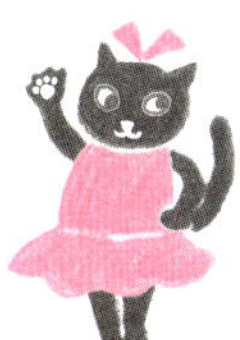
寝る前に
ベッドで
やってみて！

目や肩の疲れを改善

うつぶせ脚ねじりのポーズ

首と頭部（目、耳、鼻）は相互に作用しています。首に疲労がたまると、乱視や近視、耳鳴り、めまい、頭痛など、さまざまなトラブルが起こります。あえて首や背中、腰に緊張を与えてから、力を抜く動作を繰り返すことで、首がゆるみ、目、鼻、耳の不調が改善されます。

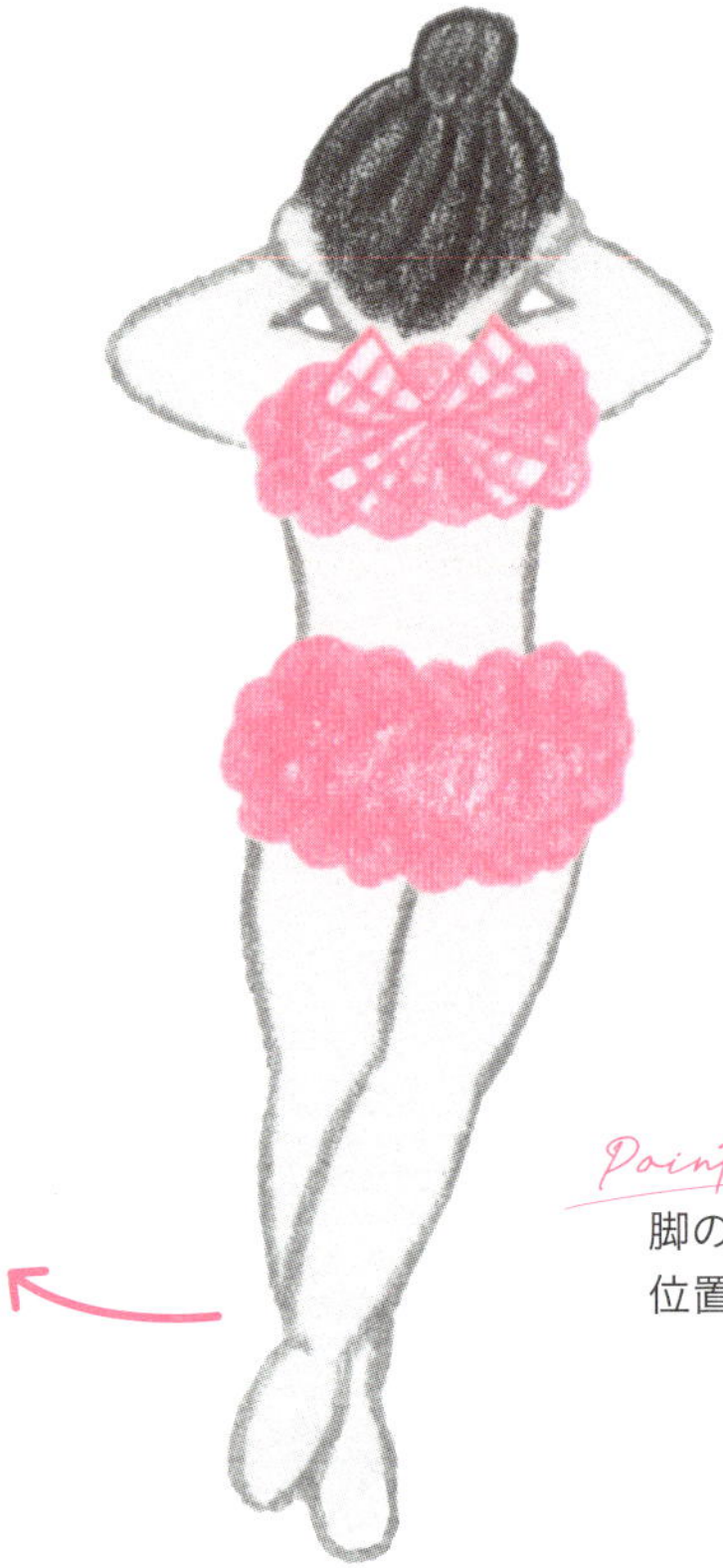

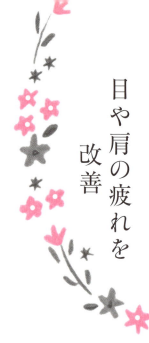

1 うつぶせになり、重ねた両手の上にあごをのせる。

2 息を吸いながら右脚を上げる。息を吐きながら上げた脚を内側に伸ばしていく。

Point
脚の高さはラクに上げられる位置でOK。ひざは伸ばして

ゆっくり
5呼吸

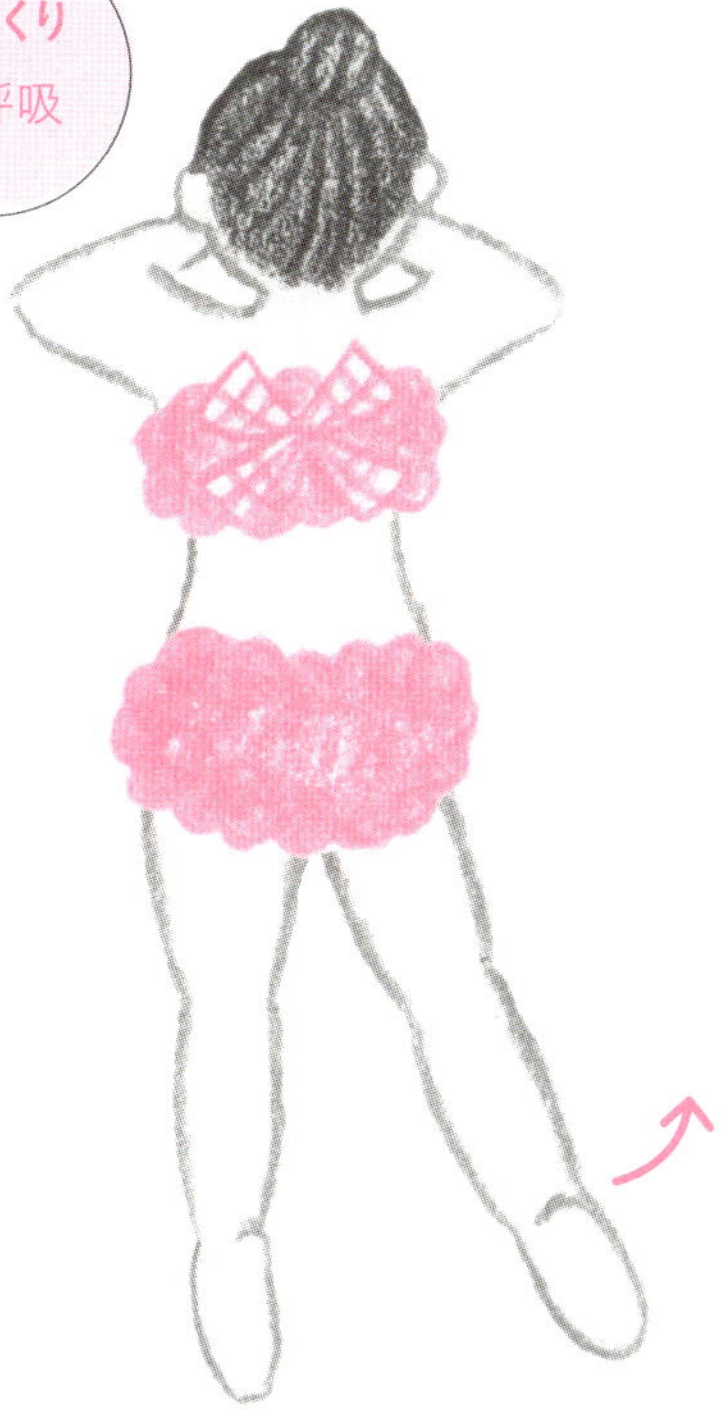
脚は外側に開いたまま
ストンと落として

3 息を吸って中央まで戻し、息を吐きながら反対側（外側）に脚を開いていく。

4 首と背中、腰に力が入るところで脚をキープし、数呼吸した後に、脚をその場にストンと落としリラックスする。逆の脚も同様に行う。

温タオル

温タオルは、こっている部分を直接温めて血流を促す方法。リラックス効果のあるアロマオイルを使うと、さらに疲れがやわらぎます。

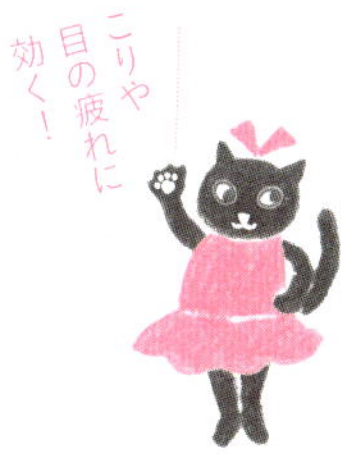
こりや目の疲れに効く！

1 ボウルに熱めのお湯を入れ、タオルをつけて絞る。電子レンジで温めてもOK。

2 タオルを首や胸もとに当てる。2～3分おいて、疲れがじわっーとほぐれていくのを感じる（やけどに注意）。

Point
アロマオイルを使う場合は、お湯に1～2滴落とし、タオルでオイルをすくうようにします。オイルがついた面が皮ふに直接触れないよう、内側に折り込んで使いましょう

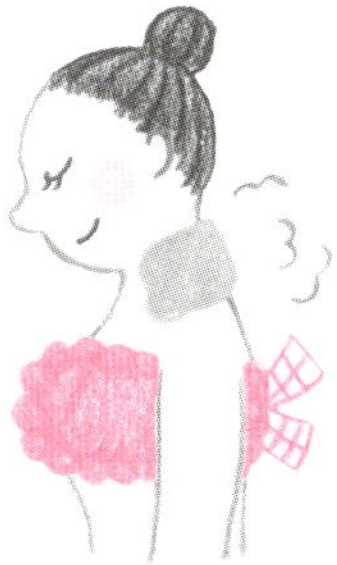

パリ在住の植物療法士
ガロワーズカオリのフランス通信

フランスのちつケアを受けてみた

フランスは、ちつケア先進国。せっかくパリに住んでいるんだからと、以前、オステオパシー（整骨療法）の施術者であり、セクソロジスト（性科学者）でもある方のところで、ちつマッサージを受けたことがあります。自分では特に気になっていることはなかったのですが、「ストレスと長時間の立ち仕事の影響で、骨盤全体やちつまわりが硬く緊張してしまっている」と指摘されました。こういう症状の人、実は多いそうです。

まずは、カラダ全体の調整から。内臓の位置を確認するようにおなかをやさしくマッサージしてゆがみをとっていきます。そして、ホホバオイルをつけて会陰のマッサージへ。ちつのなかまで指を使ってゆっくりほぐし、温めるようにやさしくマッサージしていきます。途中、骨盤底筋を意識して締めたり、ゆるめたり。ちつだけを締めたり、肛門の方まで締めてみたりと、色々と違いを意識しながら、約30分の施術が終了。強い力ではなく、やさしくゆっくりと力をかけてもらった印象でしたが、施術後はあきらかに骨格のバランスがいつもと違っていて驚きました。ちつをマッサージしてもらったことで、余分な力も抜け、骨盤内はもとより、カラダ全体がポカポカしているのも感じました。

PART 3

カラダが心地よくなるヘルシーライフ

ちつと骨盤ケア以外にも、ちつの健康を
保つために大切なのが、日頃の生活習慣。
生理用品のことや下着、トイレでの作法、
そしてセックスやセルフプレジャーまで、
女性が知っておくべき、
ちつを大切にするための
新常識を紹介します。

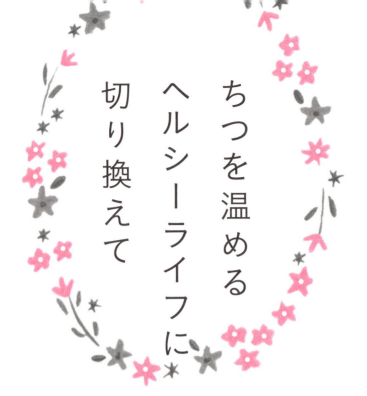

ちつを温めるヘルシーライフに切り換えて

こんな食べ物はちつを冷やす！

女性の不調のほとんどは、女性器の冷えからくるもの。では、冷えはなぜ起こるのでしょうか。

カラダを冷やす行為が、ちつの冷えにつながるのはわかりやすいですよね。冷たいものを食べたり飲んだり、温度の低すぎるクーラーにあたることなどです。

そのほか、冷たい食べ物ではないけれど、カラダを冷やしてしまう食材にも気をつけましょう。暑い時期に旬を迎える野菜やフルーツには、カラダを冷やす働きがあります。たとえば、きゅうりやトマトなどを冬に食べすぎるのはNG！

また砂糖の中でも精製された白砂糖はとりすぎると、カラダを冷やす原因になります。精製された白砂糖の原料であるさとうきびは、もともと暑い地方で育つ植物なので、冷やす働きが強いのです。

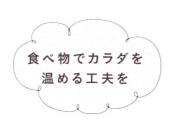

食べ物でカラダを温める工夫を

カラダを温める食材を中心に、1日3食、バランスのよい食事を心がけてください。

カラダを冷やす食材

野菜	きゅうり、トマト、なす、セロリ、白菜、枝豆
たんぱく質	あさり、しじみ、たこ
フルーツ	すいか、バナナ、梨、柿、みかん
その他	緑茶、砂糖

カラダを温める食材

野菜	にんじん、かぼちゃ、ねぎ、玉ねぎ
たんぱく質	羊肉、鶏肉、えび、いわし
フルーツ	りんご、プルーン
その他	しょうが、とうがらし、にんにく、わさび、山椒、シナモン、ほうじ茶

バランスが悪い食事、不規則な食事も冷えの原因となります。特に無理な食事制限によるダイエットは筋肉量を低下させ、冷えやすい体質に。必要な脂質をとらないと女性ホルモンの材料が不足し、ちつの冷えにもつながります。

嗜好品のアルコールやカフェインなども、カラダの冷えを招きやすいもの。とりすぎに気をつけながらストレス解消程度に、楽しみましょう。

また、あきらかにカラダの害になるのがタバコです。タバコに含まれる成分によって血流が悪くなり、カラダが冷えます。そして慢性的なせきは骨盤底筋に負担をかけ、衰えが早く進んでしまうのです。タバコを吸っている人は、一刻も早く禁煙してください。

ここで紹介した食事や生活習慣によって、冷えはカラダに蓄積されていきますが、それでも若くて体力がある間は、影響に気づかないかもしれません。

女性ホルモンを補う食材をプラス

東洋医学において「腎を補う」とされている食材は、
腎臓や生殖器、泌尿器の働きを高め、
女性ホルモンを整えてくれます。

これもおすすめ！
大豆や大豆製品には、女性ホルモンと似た働きをする「大豆イソフラボン」が豊富。積極的に食べましょう。

たんぱく質	肉（羊・牛・鶏・豚・鹿）　どじょう　うなぎ　スッポン　なまこ　あわび　いか　えび
野菜	キャベツ　山芋　キクラゲ　セロリ　しいたけ　空豆　にら
種実類	黒豆　ぎんなん　ごま　くるみ　枸杞の実
その他	海藻類　シナモン　山椒　自然塩

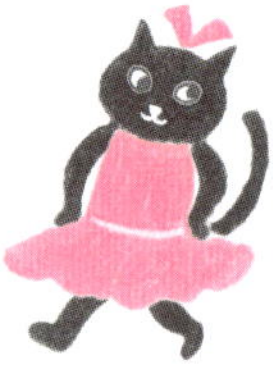

ただし更年期が始まる45歳前後になると、女性ホルモンが低下し、さらにカラダが冷えやすくなるため、影響をはっきり実感する人も増えてきます。そこで、カラダを温める食材のほか、女性ホルモンの機能を高めてくれる食材も意識して食べましょう。

ポイントは精製された白砂糖や、炭水化物を控えめにすること。炭水化物をとりすぎると肥満の原因となり、女性ホルモンの乱れにもつながります。甘いものが欲しいときは、カラダを温める、てんさい糖で甘みをつけたスイーツがおすすめです。

やっぱり大切な生活習慣

生活習慣で気をつけたいのは、ストレス、睡眠不足、運動不足など。ストレスや睡眠不足は自律神経の働きを狂わせて、ちつの冷えに直結します。睡眠については、質のよい睡眠をとることが大切。午後10時～午前2時の間に成長ホルモンの分泌が高ま

食事・睡眠・運動
＋お風呂で
カラダを温める

食事

1日3食、栄養バランスのよい食事を。野菜や魚を中心に、品数が多めの献立がおすすめです。夕食は米・うどん・パスタなどの炭水化物は控えるようにしましょう。

運動

適度な運動で血行アップ。ウオーキングやサイクリング、水泳などの有酸素運動を。また筋力を維持するために、スクワットなどの軽い筋トレも、3日に1回程度行うとよいでしょう。

お風呂

38～40℃のぬるめのお湯に、10～20分程度つかりましょう。眠る1～2時間前に入ると、ちょうど眠る頃に体温が下がって寝つきがよくなります。

睡眠

朝早く起きて日の光を浴びると、夜、安眠できるようになります。スマホやPC、テレビは自律神経を興奮させてしまうので、寝る前は見ないようにしましょう。

り、心身の疲れが癒されます。なお、夜、眠くなるのはメラトニンというホルモンの働きによるものです。メラトニンはよい眠りを導くうえで不可欠なので、日中にこのメラトニンの材料となるセロトニンをしっかり分泌しておきましょう。セロトニンは光を浴びることでつくられるので、早起きをしてカーテンを開け、朝の光を取り入れてください。セロトニンは幸せホルモンとも呼ばれており、幸福感をもたらして精神を安定させる働きがあります。また、代謝がアップするためダイエットの効果も期待できます！

また、運動をしない人では、年齢とともに筋肉量が低下することで肥満を招き、全身の血行が悪くなります。

毎日何かしら、カラダを動かすクセをつけましょう。骨盤底筋トレーニングや骨盤ヨガなど、自宅ですぐにできるものがおすすめです。

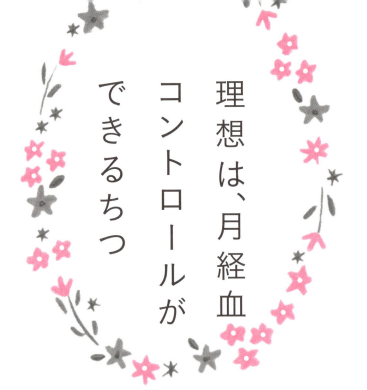

理想は、月経血コントロールができるちつ

月経血コントロールって？

そもそも理想のちつとはどういう状態のことをいうのでしょうか。

便利な生理用品が今のように普及していなかった時代、「月経血コントロール」を行っていた女性も多かったそうです。月経血コントロールとは、ちつを締めて、ちつの奥に経血をためておき、お手洗いに行ったときなどに、一気に排出する方法。ちつの引き締めを意識するために、紙や綿を丸めたものを詰めるだけで経血を出さずにいられたというから、驚きです。

月経血コントロールのためには、ちつをギュッと締める筋肉の力はもちろん、ちつのやわらかさがものをいいます。ちつが硬く縮こまっていると、スペースに余裕がなく、経血をためておけないからです。

昔は着物を着ていたこともあり、背すじをスッと

自然と骨盤底筋を鍛えていた昔の女性

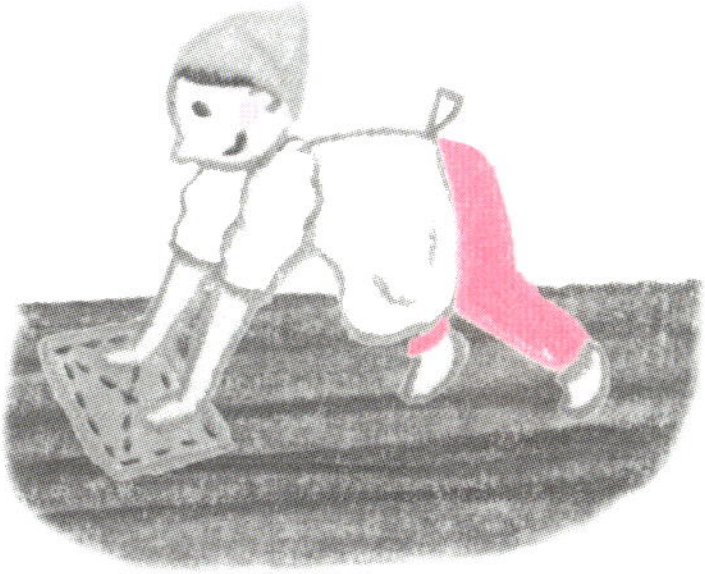

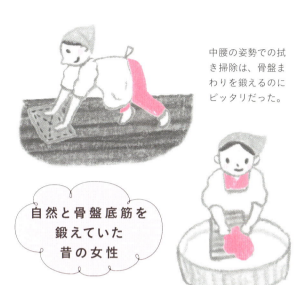

中腰の姿勢での拭き掃除は、骨盤まわりを鍛えるのにピッタリだった。

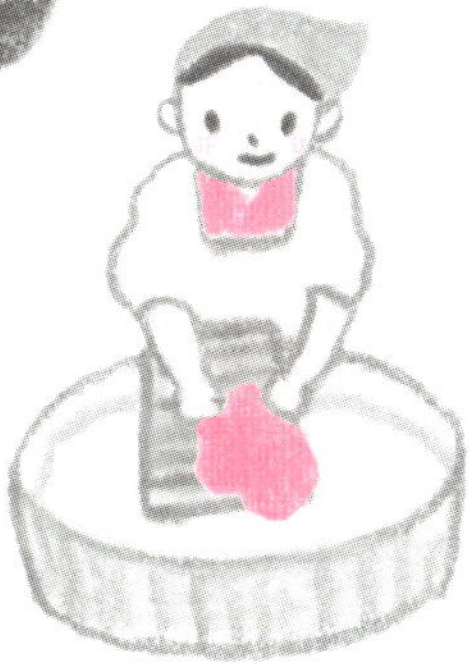

今では機械で簡単にできる洗濯も、昔は中腰の姿勢。

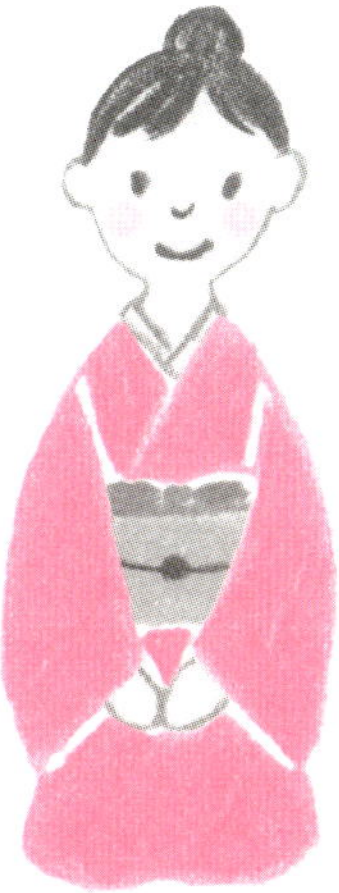

着物を着て、畳の上で立ったり座ったりすることで、骨盤底筋を強化していた。

伸ばして生活していました。また基本的には畳の上に正座をし、トイレも和式。立ち上がる、座る、しゃがんで用を足すなど、暮らしのなかで自然と、下半身や骨盤まわりの筋肉が鍛えられました。ですが、現代では、骨盤まわりの筋肉を使うどころか、意識することもほとんどありません……。

さらに今は、昔と違い、家電や車、エレベーターといった便利なものに囲まれています。

現代の生活スタイルでちつが衰えてしまい、本来の力を失っているので、現代の女性が月経血コントロールを始めようと思っても、一朝一夕にはいかないでしょう。

しかし、カラダをほとんど動かさない生活でも、骨盤底筋トレーニングや骨盤ヨガを続けることで、ちつの衰えを改善させることが可能です。月経血コントロールができるくらい、強いけれど柔軟性もある、しなやかなちつを目指しましょう。

生理用品も使い分けて

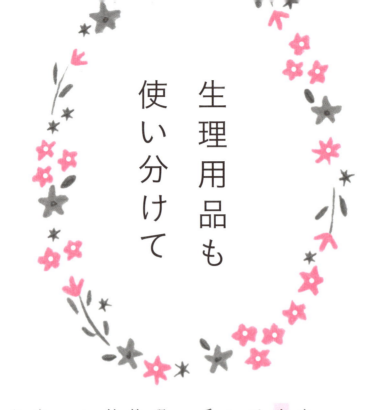

自分に合った生理用品を見つけて

みなさんは、ふだんどんな生理用品を使っていますか？　生理のときのちつまわりはいつも以上にデリケートで、乾燥している場合は、さらに敏感になっています。また、ちつまわりはもともと角質層がないため、触れたものの成分を直接吸収して、影響を受けやすいという特徴もあります。

ＰＭＳや生理痛、生理中の不調がひどい場合、生理用品に含まれる化学成分が原因になっている可能性もあるといわれています。一般的な、化学繊維素材でできている生理用品は、通気性が悪くムレやすいので、かゆみやかぶれを引き起こす場合も……。

ただ、最近では、生理用品もさまざまなタイプが出回っています。従来の化学繊維素材のものだけでなく、オーガニックコットンを使用したナプキンやタンポン、洗って繰り返し使える布ナプキンなどで

生理用品の種類

使い捨てナプキン（化学繊維素材）
ポリエチレンなどの化学繊維や不織布からできている。「高分子ポリマー」を吸収体として使用しているため、吸収率が高い。

月経カップ
ちつに入れたカップに経血をためる。洗って繰り返し使える、かつ長時間の装着が可能。

使い捨てナプキン（コットン素材）
オーガニックコットンなど、肌にやさしい素材を使用。最近ではサイズ展開も豊富に。

布ナプキン
コットンやシルク、リネンなど下着に使われる素材でつくられており、洗濯して繰り返し使う。布を重ねたり、肌に触れない面に防水シートをつけることで吸収率を高めている商品もある。

タンポン
ちつに入れて経血を吸収。オーガニックコットン製のものも出回っている。

す。

化学繊維のものは、経血を大量に吸い取ってくれる、使い捨てできて扱いやすいという面では便利。経血が多いときや、外出時には頼りになります。

一方で、ちつ・外陰《がいいん》部の肌がデリケートな人や、自宅で過ごすとき、生理の始め、終わりなど**経血が少ないときは、できるだけ肌にやさしい生理用品に**するなど、使い分けるところから始めてみるといいでしょう。

また、**欧米、特にフランスでは、ちつ内に装着する月経カップが人気。**月経カップは、シリコン製で鐘のような形状をしており、これをちつに挿入します。そして1日数回、取り出してカップにたまった経血を洗い流します。カップの大きさや硬さにいくつか選択肢があるので、自分に合ったものを選ぶことができます。日本でも、注目度が上がっており、オンラインで購入できるサイトも増えています。

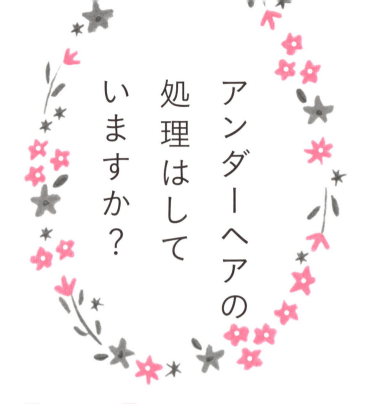

アンダーヘアの処理はしていますか？

アンダーヘアのお手入れをしよう

ここまで本書を読んで、ちつケアを実践した人もいれば、ちつケアをするまでの勇気はでないけれど、外陰部の形は確認してみた、という人もいるでしょう。ただ、その際に、アンダーヘアが邪魔！と思われた方も多かったのではないでしょうか。

股間は下着やストッキング、衣服などで締め付けられていて、通気性がとても悪くなっています。また、アンダーヘアがあることで、ムレて雑菌が繁殖しやすくなり、かゆみやにおいの原因にもなります。

特に不潔になりやすいのが、排尿・排便時に汚れが残りやすいＩゾーン（外陰部のまわり）とＯゾーン（肛門まわり）です。最近は、専門医療機関やサロンでお手入れする人が急速に増えているといいますが、なかなかそこまでの勇気がでないという人は、ときどき、短くカットしてみましょう。

アンダーヘアの処理方法

アンダーヘアはVゾーン・Iゾーン・Oゾーンの3つに分かれています。自己処理する場合は、お風呂上りなど清潔な状態でケアしてください。

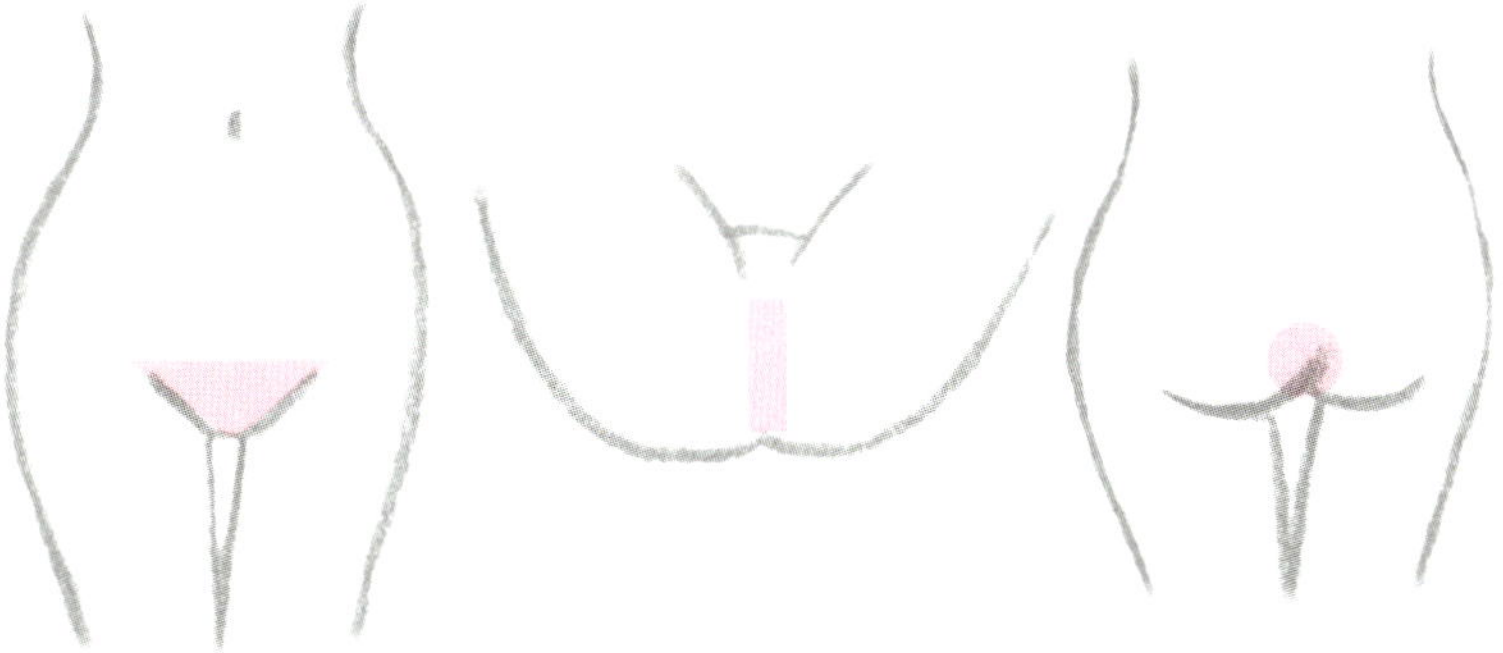

Vゾーン（下腹部の下）　Iゾーン（外陰部まわり）　Oゾーン（肛門まわり）

1 基準の形を決める

整えるための基準になる形を決めて、水性ペンなどで印をつけます。

2 全体をはさみでカットする

はさみで2〜3cm程度にカットします。

3 形を整える

清潔なシェーバーなどを使い、印をつけた形にそって整えます。皮ふを傷つけないよう、軽くあてながらそりましょう。

4 保湿する

カラダ用やデリケートゾーン専用のローションやクリームで保湿します。

プラスα

ヘアがゴワゴワしていたら、アンダーヘア専用のトリートメントでケアをしてもOK。ただし、髪用のものを代用するのは避けて。刺激が強いため、ヘアやちつまわりにダメージを与えてしまいます。

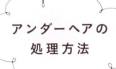

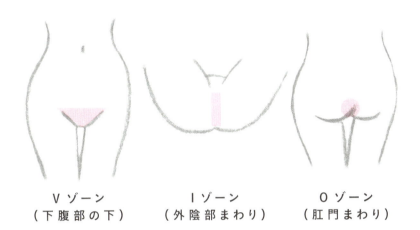

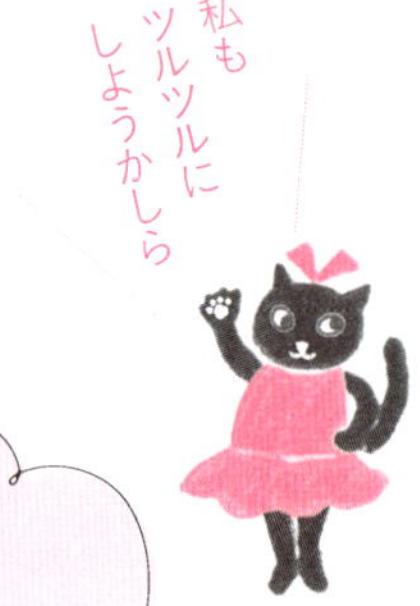

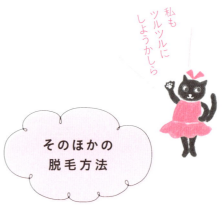

そのほかの脱毛方法

ワックス

海外で人気が高い自己処理方法の一つ。1cm ぐらいに切ったアンダーヘアを、薄くぬったワックスで固めた後に、一気に抜いて毛を処理します。毛穴が開いた状態になるので、処理後は必ず保湿するようにしてください。抜く際に痛みがあったり、保湿を怠るとかゆみや炎症を起こすこともあります。

専門医療機関

「永久脱毛」は医療行為になるため、医師免許を持っている専門医療機関しか、施術を行うことができません。レーザーで毛根を破壊する施術を繰り返し、ほぼ永久的に毛が生えてくるのを防ぎます。サロンと比較して、施術の回数や期間が短く、効果が安定しています。

脱毛サロン

サロン脱毛はレーザーではなく、光を利用して毛根を弱らせ、毛を生えにくくする脱毛方法です。レーザーに比べて、出力が弱いため、皮ふへの刺激が少ないといわれています。そのため、肌が弱い人におすすめです。また、レーザー脱毛よりも痛みが少ないといわれています。

介護で重要性を持つ、外陰部とちつ

さらに先の将来、自分が介護される立場になったときのことを考えると、アンダーヘアの処理はさらに重要性を増します。今、50代女性の間で、アンダーヘアの脱毛をする人が徐々に増えているといいます。将来的に排泄介助が必要になった際、アンダーヘアがあるよりもないほうが、清潔にかつスピーディにできるためです。

自分で身のまわりの清潔を保てなくなったとき、主に不潔になりやすい下半身から、細菌が繁殖し、炎症を起こしやすくなります。そのうえ、ムレやすいおむつをはくことにより、ちつまわりがさらに乾燥していくという悪循環に陥ることもあります。寝たきりの状態のため、皮ふの血流が滞り、周辺組織が壊死していく褥瘡《じょくそう》などの皮ふの病気につながることも……。そこで、ちつまわりのヘアのあるなしは

アンダーヘアもファッショナブルに

アンダーヘアはOゾーンやIゾーンまでツルツルにする人もいれば、形を整えるだけの人も。海外ではちょうちょう型などもあるそうです。

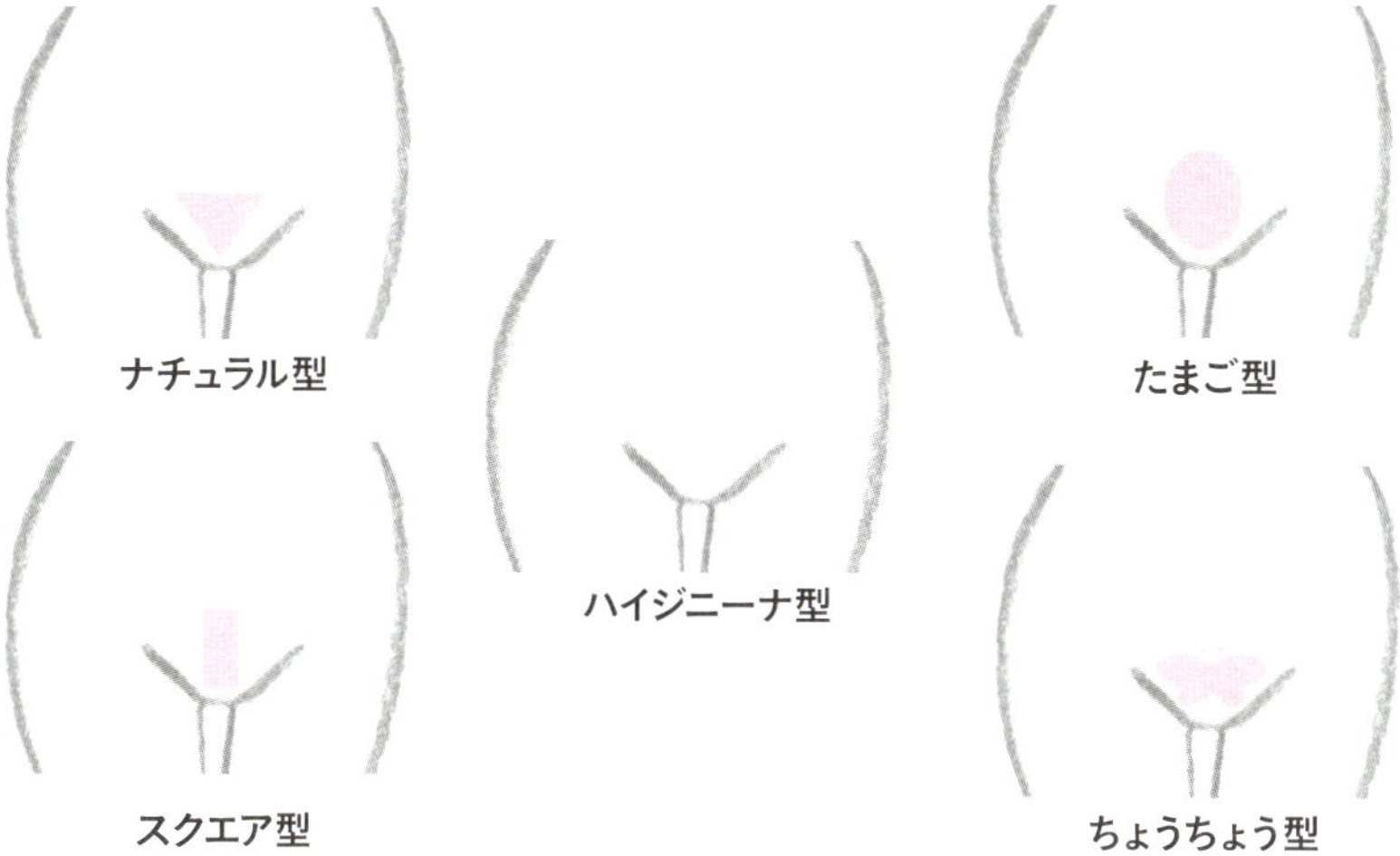

もちろんのこと、ちつに潤いがあってやわらかく、免疫力が保たれているかどうかが、非常に大きな意味を持つのです。

なお、**専門医療機関や脱毛サロンで脱毛しても、短時間で処理が終わるわけではありません。**人にもよりますが、ハイジニーナ型（すべての毛を脱毛した状態）を希望する場合、処理が終わるまで、4〜5回施術が必要です。

また、現在一般的に使われている脱毛機器は、黒い毛に反応して毛根の発毛組織を破壊する仕組みです。**つまり、加齢によりアンダーヘアに白髪がまじってくると、専門医療機関や脱毛サロンでのレーザー脱毛や、光脱毛が受けられなくなる可能性もあるのです。**

女性にとって、ちつとの関係は人生の終わりまで続きます。ぜひ、ケアを通じて、自分の一部として愛おしみ、大切にする気持ちを持っていてください。

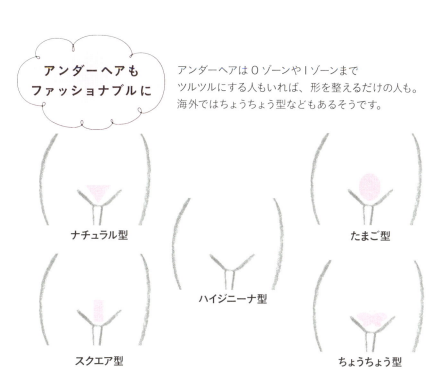

下着の正しい選び方

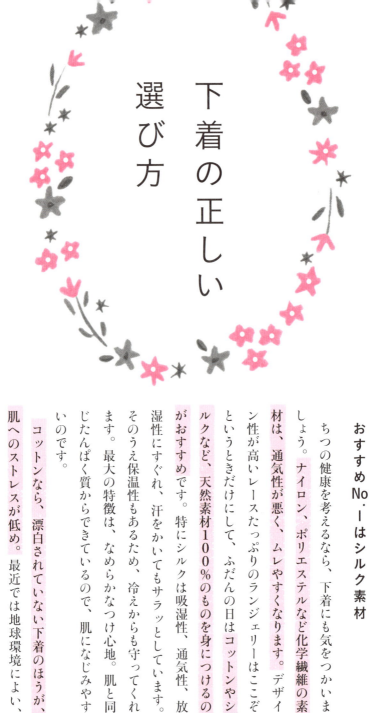

おすすめNo.1はシルク素材

ちつの健康を考えるなら、下着にも気をつかいましょう。ナイロン、ポリエステルなど化学繊維の素材は、通気性が悪く、ムレやすくなります。デザイン性が高いレースたっぷりのランジェリーはここぞというときだけにして、ふだんの日はコットンやシルクなど、天然素材100%のものを身につけるのがおすすめです。特にシルクは吸湿性、通気性、放湿性にすぐれ、汗をかいてもサラッとしています。そのうえ保温性もあるため、冷えからも守ってくれます。最大の特徴は、なめらかなつけ心地。肌と同じたんぱく質からできているので、肌になじみやすいのです。

コットンなら、漂白されていない下着のほうが、肌へのストレスが低め。最近では地球環境によい、オーガニックコットン素材の下着も増えています。

サイズに合う下着を選んでいますか？

以下の項目にあてはまる場合、サイズが合っていない証拠。
はき続けているとお尻の形が悪くなってしまうので、
自分のサイズに合うものに換えましょう。

- [ ] 下着が肌に食いこんで肉がはみだしている
- [ ] お尻や下腹部がしっかり覆えていない
- [ ] 下着を脱ぐとあとができている
- [ ] 下着と肌の間にすきまがあって、ぶかぶかしている

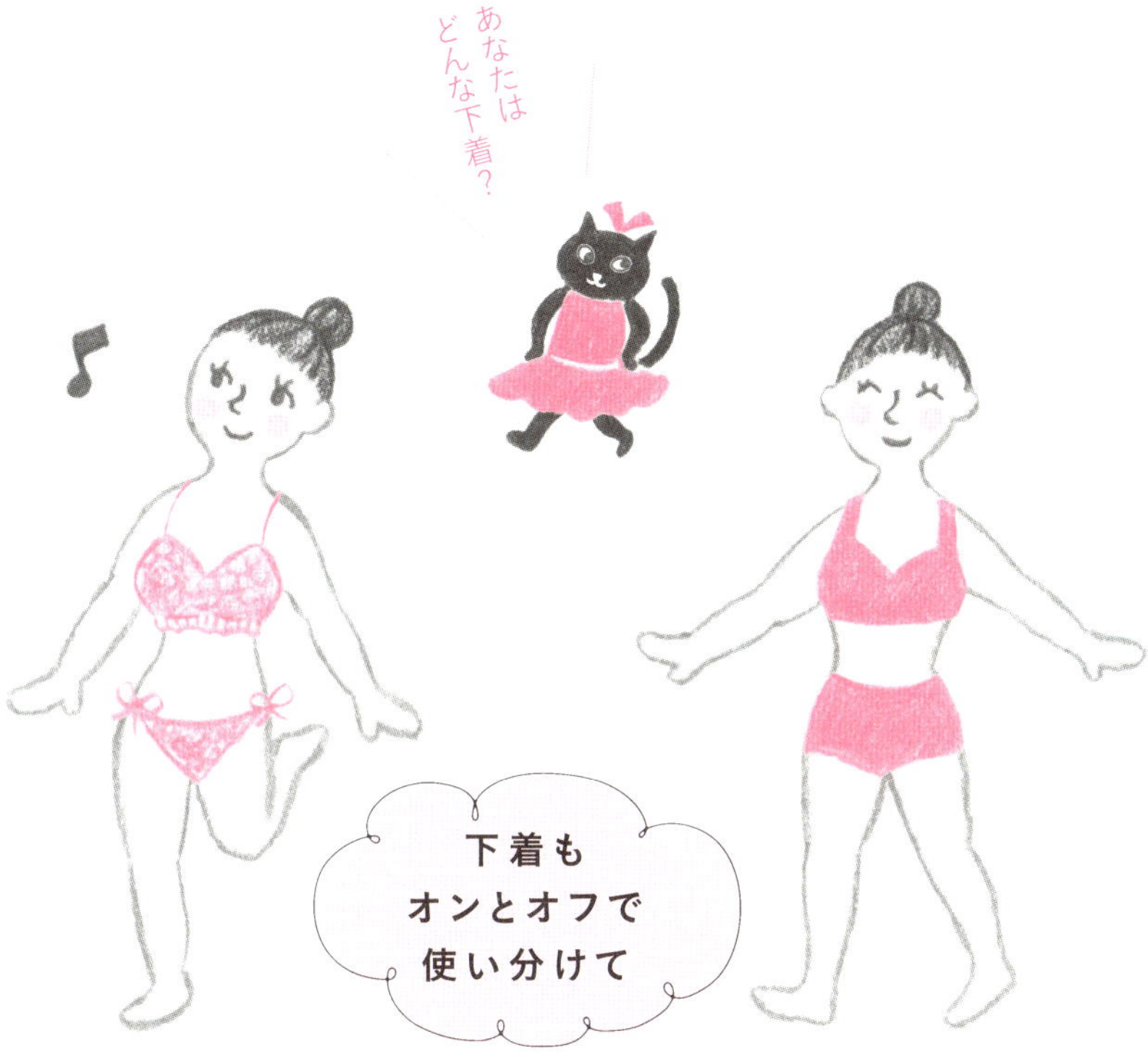

下着もオンとオフで使い分けて

ON

レースたっぷりのランジェリーなど、素敵な下着は誰かに見せる予定の日に。

OFF

シルクやコットン100%で、肌にやさしい下着を。ちつやお尻をしっかり覆うタイプがおすすめです。

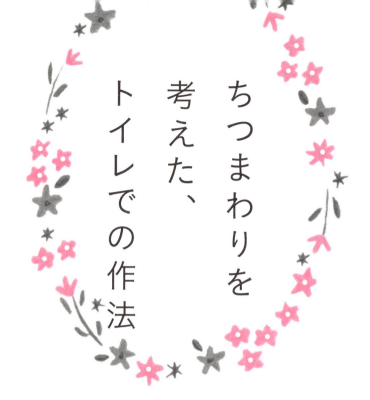

ちつまわりを考えた、トイレでの作法

温水洗浄便座の使いすぎに注意！

ちつは尿道、肛門と近いため、排泄物で汚れやすくなっています。トイレのときはしっかりと拭き取ることが大切ですが、前後にゴシゴシ拭くと、排泄物をちつまわりになすりつけてしまうことに……。汚れた部分のまわりだけ、丁寧に拭き取るようにしましょう。

温水洗浄便座で洗っているから大丈夫、と思っている人もいるでしょう。ただし、温水洗浄便座も使い方に注意が必要です。

ビデでちつや尿道を洗いすぎると、常在菌や粘液が洗い流されてしまい、本来のちつの免疫力を低下させてしまうだけでなく乾燥もしやすくなります。

温水洗浄便座の使用は排便のときだけに。水圧は弱めにして、肛門まわりだけを洗うようにしましょう。排尿のときは、温水洗浄便座は使用せず、尿道

温水洗浄便座を正しく使う

間違った温水洗浄便座の使い方は、ちつの常在菌や粘液を洗い流してしまったり、肛門まわりの肌荒れにつながります。正しい使用方法を知っておきましょう。

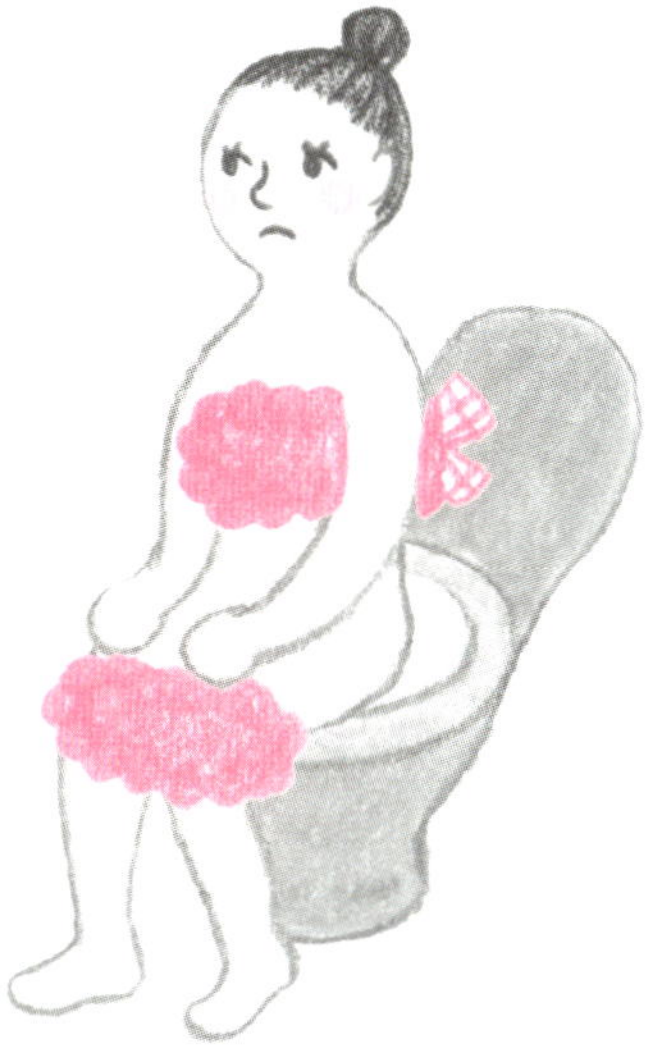

1 排便をする
2 水勢を一番弱く設定する
3 「おしり」の放水ボタンを押す
4 5～10秒程度洗う
5 ペーパーでやさしく押しあてるように拭く

まわりだけをペーパーでやさしく押しあてるようにして拭いてください。

また、**便意を促すために温水洗浄便座で刺激している人もいますが、このような使い方はNG!** 朝・晩の食後に自然な便意を感じとってから、排便するようにしないと、便意が低下し、便秘の原因になってしまいます。

注意! ・ビデの使用は性交後や、生理中にどうしても気になるときだけに。弱い水勢でちつまわりを洗う
・便意を促すために温水洗浄便座を使わない
・水勢が強すぎると肛門にダメージを与えるのでNG

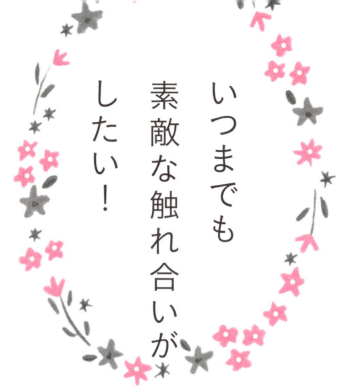

いつまでも素敵な触れ合いがしたい！

セックスで幸せと愛を分かち合おう

ここまでちつケアの必要性と、健康や美容への影響についてお話ししてきました。しかし、ちつケアの目的はそれだけではありません。特に重要なのが、いくつになっても、素敵なセックスができる、若々しいちつを保っておくことです。

もうそんな気も起きないし、機会も訪れない、という人もいるかもしれません。特に日本では、更年期を過ぎるとセックスをしなくなる夫婦も多くいるといわれます。

日本では、中高年がセックスをしたり、性欲を示すことに、いやらしさや恥ずかしさを感じる傾向にあるようです。こうしたことも、セックス離れを招く原因になっているのかもしれません。一方で、欧米では50代、60代はもちろん、70代でも、セックスを楽しんでいるようです。

世界各国のセックス頻度

下記のグラフは、イギリスの大手コンドームメーカーDurex社が2006年に公表した年間のセックス頻度です。日本人が欧米諸国と比べて低いのがわかります。

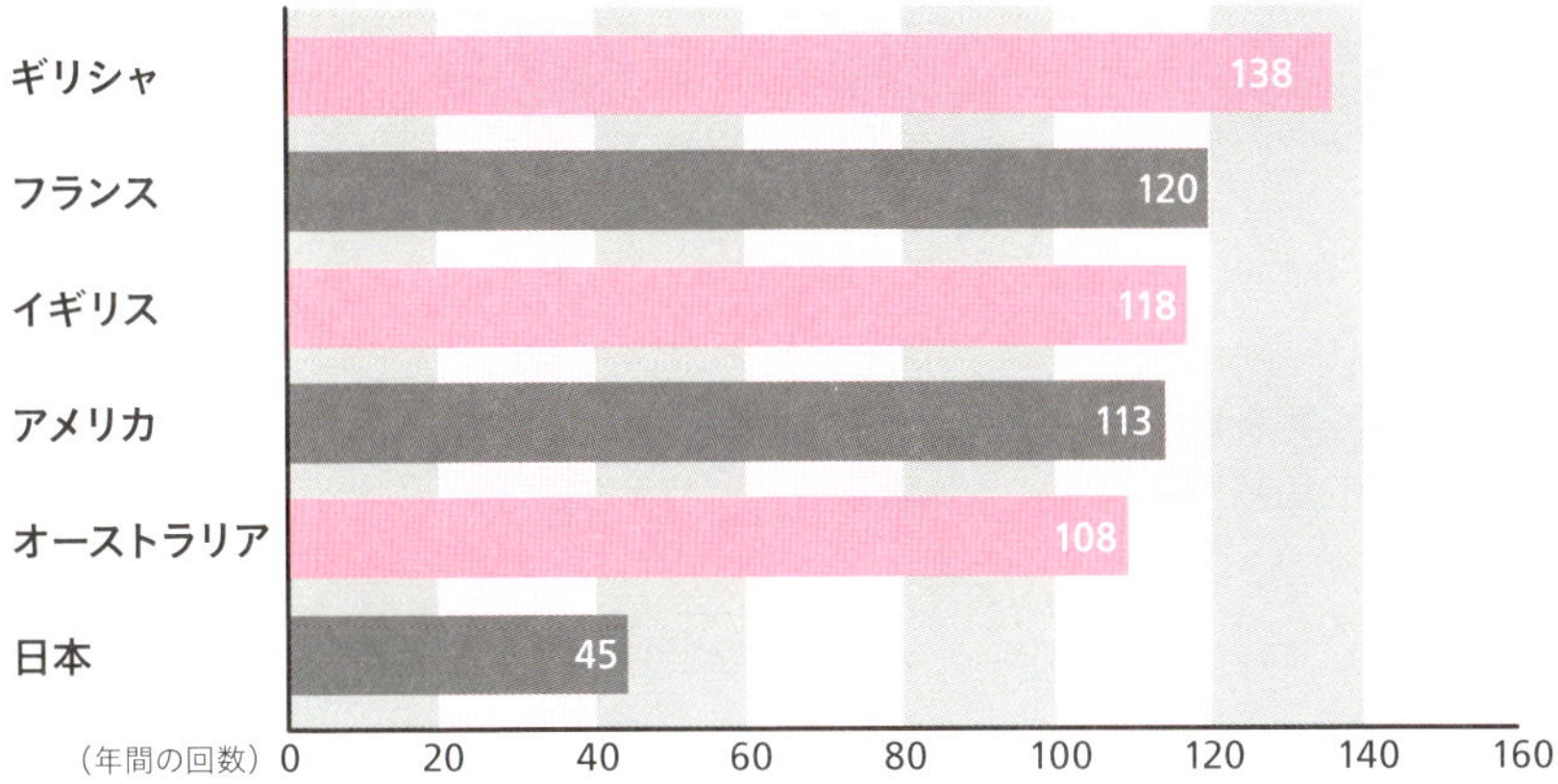

（Durex社：Durex Sexual Wellbeing Global Survey 07/08より）

セックスは本来、子孫を残すために地球上の生命に備わっている本能です。でも人間に限っては、セックスの役割はどうもそれだけではないようです。女性は閉経後、肉体的に子どもを産めなくなったとしても、人によって多少の差はあれ、性欲を持ち続けます。このこと一つとっても、セックスが単なる種の存続の手段ではないことがわかります。

女性に限らず、いいセックスをすると、脳内でオキシトシンやエンドルフィンなどのいわゆる「幸福ホルモン」が分泌され、気持ちよさ、愛情を感じるとともに、深いリラックス効果が得られます。つまりセックスは、大切な人とともに幸せを感じ、愛情を深めてくれる行為。また、よいセックスはちつまわりのマッサージをするのと同じで、潤いと温かさをちつにもたらし、女性ホルモンの分泌を整えてくれます。女性にとっては、セックスをすることそのものが、ちつケアに結びついているのです。

セックスレスの理由はさまざま

日本で結婚している男女の約半数が
セックスレスといいます。
理由は以下の表のようにさまざま。

・理由	男性	女性
仕事で疲れている	28.2	19.3
めんどくさい	12.0	23.5
出産後なんとなく	17.9	20.5
ほかに趣味など楽しいことがある	1.7	4.8
家族（肉親）のように思えるから	2.6	4.2
家がせまい	6.0	1.8
勃起障害に関する不安がある	3.4	-
その他	25.6	25.9
無回答	2.6	-

（北村邦夫：第6回「男女の生活と意識における調査」2012より作成）

セックスで幸福度をアップさせて

日本は世界のなかで、もっとも性交回数が少ない国といわれています。さらに、2016年の調査では、既婚男女の47・2%がセックスレスという結果も出ています（一般社団法人日本家族計画協会の調査より）。

一つには、さまざまな刺激に取り囲まれた現代において、セックスがさほど重要視されなくなってきたこともあるでしょう。また日本の夫婦間で特有の現象なのですが、お互いが家族のような関係になってしまい、性の対象として見られなくなるといったこともあるようです。セックスへの意欲があるのに、すれ違いでセックスレスが続いているのであれば、ぜひ関係を改善していきましょう。

先ほどもお話ししたように、子どもを産む年齢を過ぎてからのセックスは、大切な人との触れ合い、

いつまでもスキンシップを大切に

大切な人とのスキンシップは、老年期の幸福度や健康、脳の若さにも直結します。

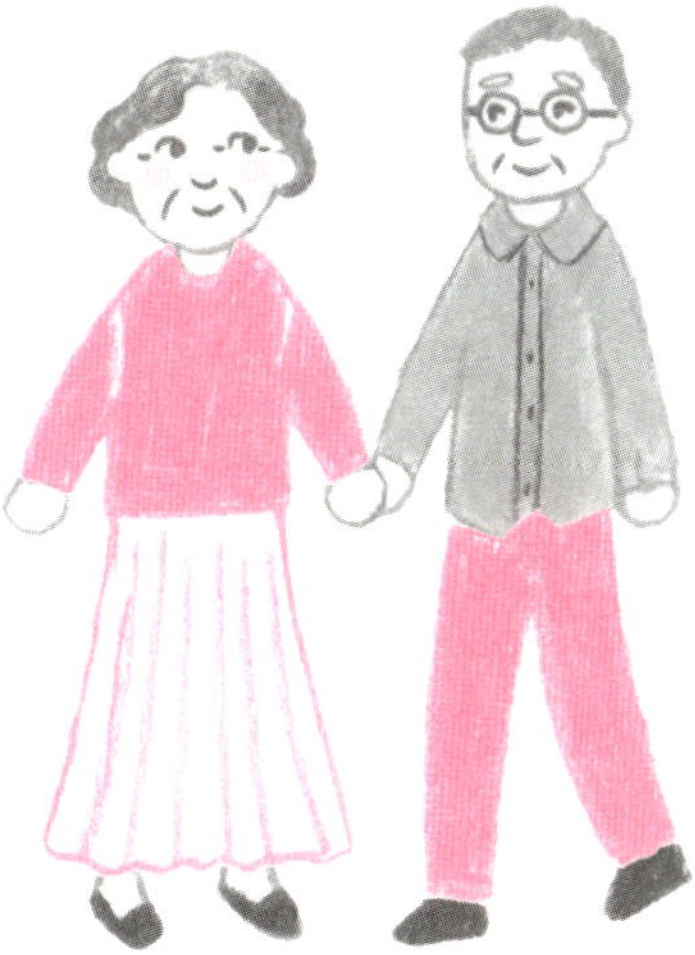

スキンシップやセックスにより幸福ホルモンが分泌される

セックスにより、ちつマッサージをしているのと同じ状態になる

幸福ホルモンにより、ストレスが軽減される

自分に自信が持てる

コミュニケーションという意味合いがいっそう強くなるからです。そして、こうした関係を持てるかどうかは、老年期の幸福、そして健康や脳の若さといったことに、大きく影響します。

ちつの乾燥による性交痛があり、セックスから遠ざかってしまっている場合は、潤滑剤も使用してみてください。

手をつなぐ、ハグなど、スキンシップを増やすことから始めても構いません。セックスを広い意味で捉えれば、こうしたスキンシップもセックスの一種だからです。

今パートナーがいなくても、**スキンシップを求める気持ちを持ち続けましょう**。また、相手がいる人もいない人も、自分で快感を導くセルフプレジャー（P.148）にチャレンジしてみてください。自分のペースでできるのがセルフプレジャーのメリット。ぜひ気楽な気持ちで行ってみてください。

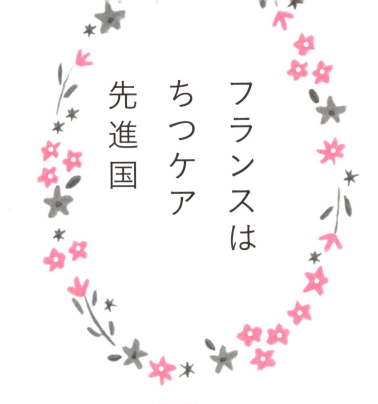

フランスはちつケア先進国

フランス女性のちつケアとは？

欧米などでは、積極的にちつケアをするのは当たり前。日本人が、肌やネイルをケアするのと同じように、ちつケアをするのが常識になっています。日本では、ちつまわりやセックスの話がタブー視されがちですが、欧米では比較的オープンに話ができる環境であるというのも要因の一つでしょう。特に、フランスはちつケア先進国といわれるほど、ちつケアは日常的に行うものという認識があります。

薬局やスーパーマーケット、エルボリストリ（薬草専門店）などでは、ちつ専用の洗浄剤、ケア用品が手頃な価格で購入できるようになっています。においやムレが気になるときのデリケートゾーン専用の拭き取りシートも販売されていて、外出先のケアにも気を使っていることがわかります。

アンダーヘアーに関しては、フランスでは自己処

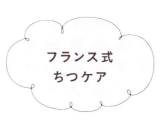

フランス式 ちつケア

ちつケア先進国である
フランス女性のケア方法も参考に、
自分のカラダをすみずみまで愛しましょう。

- [ ] デリケートゾーン専用のソープで洗う
- [ ] クリームやオイルでちつの黒ずみを防ぐ
- [ ] クリームをぬって保湿する
- [ ] オイルでちつまわりのマッサージをする
- [ ] かかりつけの産婦人科医がいる
- [ ] ちつマッサージを施術してくれる専門家もいる
- [ ] 母親がちつケア指導や性教育を娘に行うことが一般的

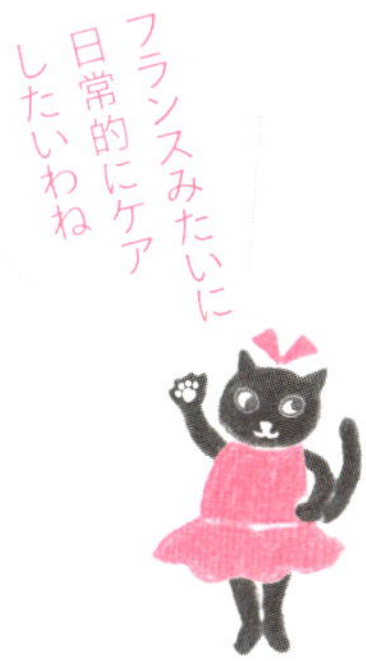

理が一般的。カミソリや電動シェーバーでそる、ワックスを使って脱毛するなどのほかに、日本と同じように、専門エステやクリニックで脱毛する人もいます。

また**助産師やキネジテラピスト（医療的マッサージ行為を施術する人）などの中にはちつマッサージを施術してくれる専門家も！**　ちつ圧の回復やちつの血流を改善することで性生活をよりよいものにし、良好な夫婦関係、そして女性の健康的な心身のためにこのような専門家がケアや指導をしてくれるのです。さらに、**整体などの施術とともに、ちつ内をオイルでマッサージしながら、骨盤底筋群をゆるめたり、締めたりするトレーニング方法も教えてくれる**そう。フランスではこうした骨盤底筋ケアの施設が一般的に普及しており、なんとかかる費用は産後のほか、医師の処方がある場合は、健康保険適用されます。さすがちつケア先進国！

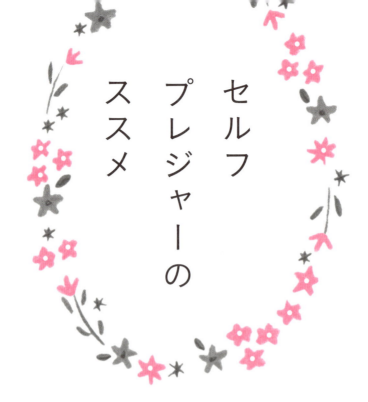

セルフプレジャーのススメ

自分で快感を導くことも大切

自分で自分の性器に触れ、オーガズムに達することがマスターベーションですが、今は「セルフプレジャー」という素敵な呼び方をするようになってきています。

女性にも性欲は当然ありますが、これまでは、いやらしいもののように扱われ、隠されてきました。ですが性欲はそもそも、食欲や睡眠欲と並んで、動物にはなくてはならない欲。解放しなければ、健康に悪影響を及ぼすのです。

セルフプレジャーにはいくつもの嬉しいメリットがあるので、これまで習慣がなかった人にも、ぜひ、ちつケアの一つとしておすすめします。

① まず、ちつマッサージと同様の効果があり、血行アップ、粘液の分泌を促進して潤いと弾力を保つのに役立ちます。

女性におすすめのアダルトグッズ

近年、女性向けのアダルトグッズがどんどん可愛く、おしゃれになってきています。セルフプレジャーのやり方がわからない人は、ぜひアダルトグッズを試してみて。

ローター

性器に振動を与えて楽しむことができる、女性のアダルトグッズの定番です。千円未満で売っている商品もあるので、いつものセルフプレジャーに少し刺激を加えたいという人や、初心者におすすめです。

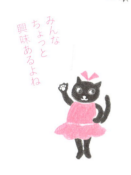

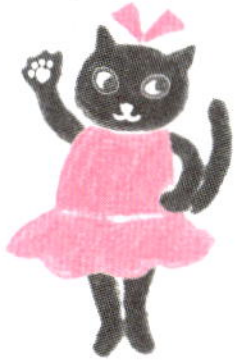

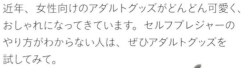

バイブレーター

ちつ内に直接挿入してセルフプレジャーを楽しむアダルトグッズです。最近は、かわいい動物の形をした商品など、一見アダルトグッズに見えない商品ラインナップが増えています。

②オーガズムを得ると幸せホルモン（オキシトシン）が分泌されます。その名の通り、幸せな気持ちになり、自分や周囲にやさしくなれます。また**代謝をアップさせるなど、健康と美容によい効果も。**

③女性ホルモンの分泌バランスを整えるのに役立ちます。女性ホルモンには、ちつまわりの潤いはもちろん、髪や肌にツヤが出るなど、**アンチエイジングの効果があり、閉経後の生活習慣病や骨粗しょう症からカラダを守る**働きもあります。

女性向けの上質なアダルトビデオや、おしゃれなアダルトグッズもたくさん販売されています。インターネット通販でも購入できるほか、老舗の百貨店が期間限定でオープンしたアダルトグッズの店舗が大盛況になる時代。昔に比べて恥ずかしい、いやらしいという感覚はかなり薄れてきているようです。ぜひ明るく健康的に「セルフプレジャー」を生活に取り入れてください。

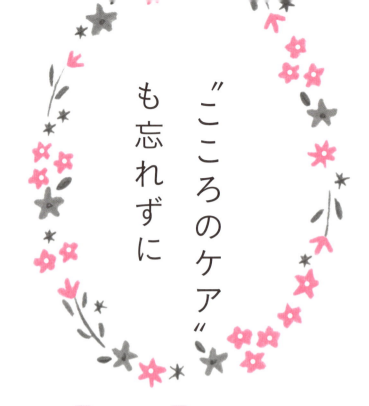

“こころのケア”も忘れずに

気持ちの持ち方でカラダは変わる

女性はホルモンの分泌量の現象によって気分が左右されがちです。更年期を迎えるころになると、女性ではなくなっていくような感じを抱く人もいると思います。また、わけもなくイライラしたり、気分が落ち込むことも。

そんなときは、**「スマイルちつケア」を試してみて**ください。これは文字通り、笑顔でちつケアをすること。笑顔になると、その筋肉の動きから「楽しい」という情報が脳に送られ、脳波がリラックスしたときのα波に変わり、**幸せホルモンであるセロトニンが分泌される**のです。なお、つくり笑いでもこの効果は変わりません。

また、ちつケアをして心地よさを感じれば、快楽物質のドーパミンが放出され、イライラした感情はあっという間に解消されます。

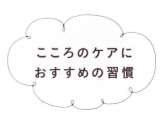

こころのケアにおすすめの習慣

夢中になれる趣味を持つ

読書、芸術、スポーツ、手芸など、
何もかも忘れて没頭できる趣味を持つ

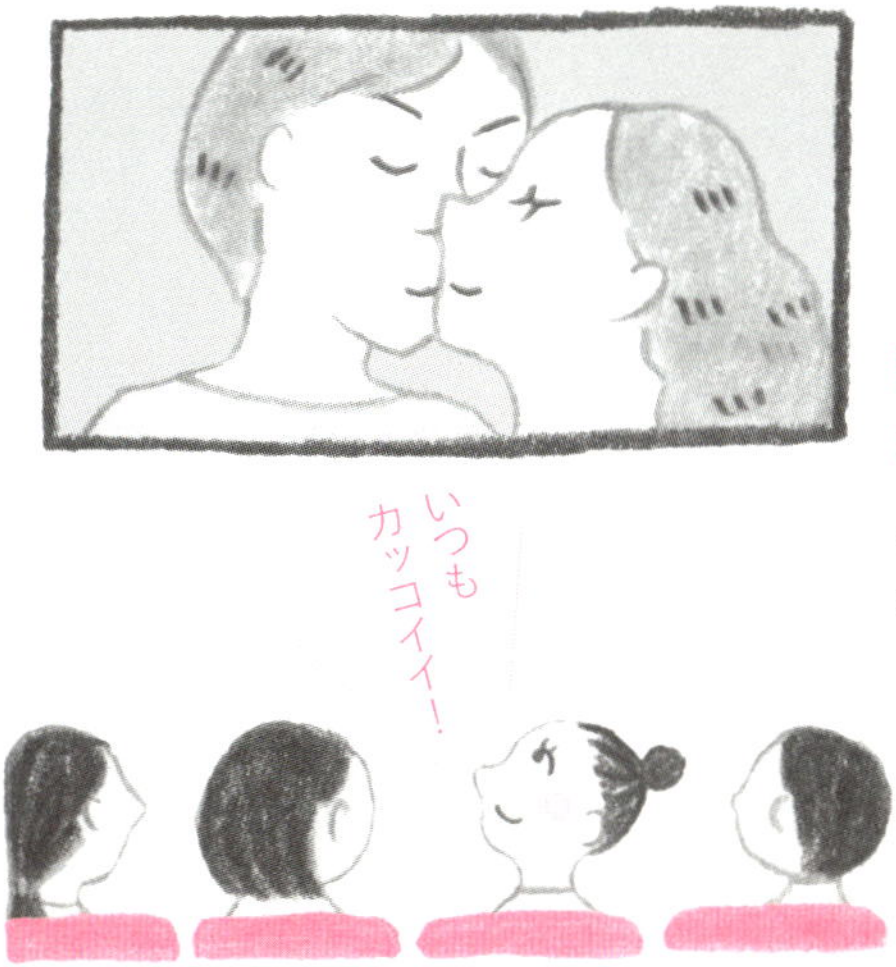

誰かを好きになる

タレントや俳優と想像の
恋愛をしても OK

親友を持つ

何でも話せる友人は、
つらい時期も精神的な
支えとなる

睡眠を大切にする

眠りを導くための環境を整えて、
質のよい睡眠をとる

おしゃれに興味を持つ

自分の魅力を引き立たせる
メイクやおしゃれを楽しむ

仕事に生きがいを持つ

職種・労働形態に
かかわらず、仕事を
楽しむ気持ちが大切

家族やパートナーと会話する

身近な人との絆が、
一番の心の支えとなる

つきあいを整理する

わずらわしい人間関係からは距離を
おき、ストレスを回避する

女性の性欲のピークは55歳!?

人は性欲を一生持ち続けるといわれています。女性では更年期以降に強まっていき、もっとも性欲が高まるのは55歳という説も。これは、更年期に減少する女性ホルモンに対し、性欲を高める男性ホルモンのほうが、女性のカラダのなかで相対的に多くなることが関係しているといわれています。

日本では、女性が性欲を持つことが恥ずかしいという感覚がありますが、これは意外に新しい風潮で、江戸時代は、性の話題や女性の性欲について今よりももっと肯定的で、大らかに捉えられていたようです。

そんな、江戸時代の女性の性欲を表したエピソードがあります。「大岡裁き」で有名な大岡越前が、母親に「女性の性欲はいつまであるのですか」と問いかけたところ、母親は黙って、手元にある火鉢の灰をかきました。暗に「灰になるまで」と伝えたのです。

女性にも性欲があり、さらに死ぬまで持ち続けることは、当時の女性の感覚として当たり前だったのかもしれません。

PART 4

植物の力でカラダを整える

カラダの悩みはあるけれど、
なるべく薬に頼りたくない……
そう考えている人のためのとっておきの方法は
植物の力に頼ること！
PART4 では、そんな植物療法の魅力と
取り入れ方を紹介します。

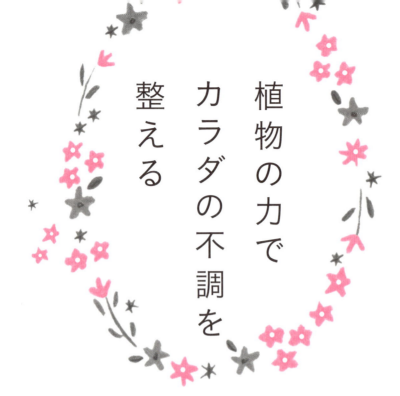

植物の力で
カラダの不調を
整える

カラダにやさしい植物療法

なんとなく不調が続く場合や、病院に行くほどではないけれど、薬を飲む前に何か自然な方法で体調を整えたい……。そんなときは、ぜひ植物の力をかりてみてください。

「植物療法」というと、難しい感じがするかもしれませんが、日常生活でティザンヌ（ハーブティー）や精油（エッセンシャルオイル）を取り入れることも、実は植物療法の一つです。

そもそも植物療法とは、植物が持っている薬理作用を利用することで、**人間の本来の自然治癒能力を引き出して、心身の不調やトラブルを改善、健康を維持・増進するための**療法のことです。

特に、フランスにおいては、大学で「植物療法講座」が設立されるなど一つの学問として認められています。

さまざまな植物の摂取方法

植物療法としての、一般的な摂取方法は下記の4つです。自分の生活に一番合った方法で取り入れてください。

ティザンヌ

フランス語でハーブティー（茶葉から入れた水溶液）を意味します。乾燥させた薬草を熱湯に浸し、抽出したものを飲みます。これは、植物の水溶性の成分をカラダに取り入れるもっともポピュラーな方法です。また、肌にぬるなど外用としても利用できます。

チンキ剤

植物の成分をアルコール溶液で抽出したもの。アルコールに浸けることで、お湯や水では抽出できない成分を取り入れることができます。水に数滴垂らして飲んだり、ふだんのスキンケア用品に混ぜて、肌の調子を整えるためにも使えます。

粉末剤

植物を乾燥して細かく粉末にしたもの。お湯に溶かして飲んだり、ヨーグルトなどの食べ物に混ぜて食べるのがおすすめ。

カプセル

植物の粉末やオイルなどをカプセルに封入したもの。飲みにくい味でもカプセルなら、手軽に取り入れることができます。

日常的なケアとして、植物を摂取するためには、ティザンヌやカプセル、チンキ剤、粉末剤などの方法が一般的です。ここで紹介する植物は、どの方法で摂取しても効果は変わりません。ただし、植物を取り入れる場合は、品質のよい乾燥植物を使用してください。古すぎるもの、花・葉が細かくなりすぎているもの、色が褪せているものは、効果が出にくい可能性があります。

そして、一つのケアを試す際は、3週間継続してください。3週間続けないと効果が出ないわけではありませんが、しっかりカラダのバランスを立て直して安定させるために、必要な期間の目安が3週間だといわれています。また、薬を服用中の場合や、疾患を持っている人は、事前に医師や薬剤師に相談しましょう。

マッサージや芳香浴などに使う精油（エッセンシャルオイル）は100%純粋なものを選びましょう

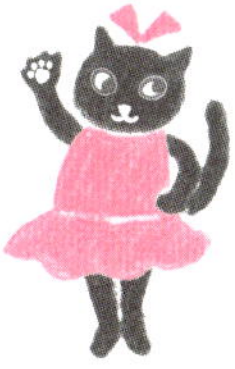

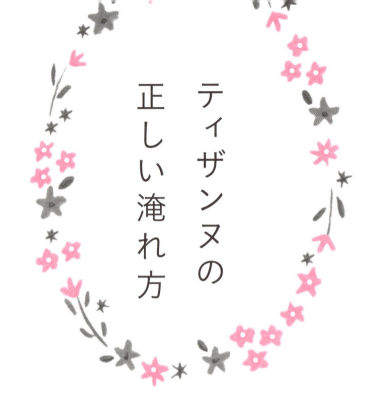

ティザンヌの正しい淹れ方

ティザンヌを飲んでみよう

さきほど、植物療法のさまざまな摂取方法を説明しましたが、やはりティザンヌとして飲むのが、香りも味も楽しむことができるのでおすすめです。ただし、スーパーなどで購入できるハーブティーのティーバッグタイプは、風味を楽しむためには十分ですが、植物療法として必要な量が足りていないことが多いため、なるべく、ハーブ専門店で植物の茶葉を購入してください。

ティザンヌの淹れ方には、主にアンフュージョンとデコクションという2つの方法があります。これらは、使用する植物の部位によって使い分けをします。花・葉を用いる場合はアンフュージョン、根や樹皮など固い部分を用いる場合はデコクションで淹れましょう。

植物は1種類だけをティザンヌにしてもOKで

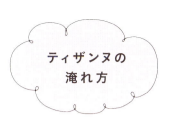

ティザンヌの淹れ方

いつもの飲み物をティザンヌに
変えてみてください。カラダの調子が
整っていくのがわかるはずです。

アンフュージョン（花・葉）

①ポットの熱湯に茶葉を入れる。
②蓋をして5〜10分ほど浸出させる。
③茶葉は濾して取り除く。

茶葉の量の目安
250ml あたり
テーブルスプーン1杯

デコクション（根・樹皮など）

①ポットに茶葉と水を入れ、火にかけて沸騰させる。
②弱火で2〜5分程煮出す（ものによっては30分ほど煮出すことも）
③火を止めて、蓋をして10分ほどおく。
④茶葉は濾して取り除く。

すが、複数の植物を、不調に応じてブレンドをするのも、それぞれの薬効が相乗的に高まるのでおすすめです。大きめのスプーンなどで、ボリューム（かさ）が均等になるようにとって混ぜるだけ。ボウルにすべての植物を入れ、手で底の方から上に持ち上げるように返し、均一になるように混ぜます。重い植物や種子などは下に沈みやすいのでよく混ぜるように。底から持ってくるように混ぜるのがうまくブレンドするコツです。

ブレンドした植物は、瓶やジッパー付きの袋などで、光や高温、湿気を避けて密閉して保存しておきましょう。

飲むときは、茶葉を水250㎖あたり、テーブルスプーン1杯淹れてください。ふだん飲んでいる水やお茶の代わりに、ティザンヌを淹れて、1日2〜4杯ほど飲むと効果が出るようになります。

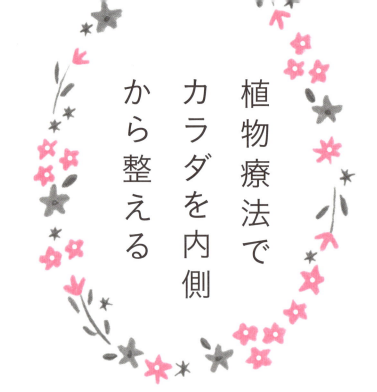

植物療法でカラダを内側から整える

内臓のメンテナンスから始めよう

植物療法では5つの毒素排出器官「肝臓、腎臓、腸、肺、皮ふ」に着目します。まずは、これらの臓器がうまく働くようにメンテナンスしましょう。臓器のメンテナンスとは、いわゆるデトックスのことです。

血液の流れが滞っていたり、体内の水分の代謝が悪いとカラダの機能はうまく働きません。まずは、食べ物をしっかり消化し、そこから必要な栄養素を吸収できる胃腸の働き、そしてその残りである**不要物、老廃物をしっかり出せるカラダに整えることが重要**です。

毒素や老廃物をスムーズにカラダから出せるようになると、ホルモンバランスも安定し、カラダの健康を内側から保つことができるようになります。今は不調を感じていない人も、内臓のメンテナンスをすることで不調の予防につながります。

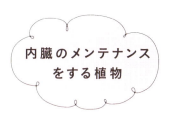

内臓のメンテナンスをする植物

カラダから不必要な毒素をしっかり出せる
内臓をつくるために、必要な植物を
取り入れましょう。

CHECK!

解毒や排出、血流促進など、内臓のメンテナンスを行う場合、500ml ～ 1L のティザンヌを日中、遅くとも19時までに飲みましょう。食事と同時に飲むのではなく、食事の間に飲むのがおすすめです。

Pissentlit
ダンデライオン

肝臓や腎臓に働きかけ、解毒、
排出を促進する。内臓のメンテナンス時には
「根」を使用する。

Romarin
ローズマリー

肝臓の胆汁分泌を促進して消化を改善し、
抗酸化作用により細胞を
酸化ダメージから守ってくれる。

Bardane
バードック

肝臓や腎臓の解毒・排出機能促進、
コレステロール値や血糖値の改善、
そして腸内環境の改善に効果的。
内臓のメンテナンス時には
「根」を使用する。

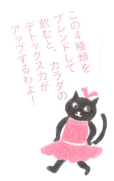

この4種類をブレンドして飲むと、カラダのデトックス力がアップするわよ！

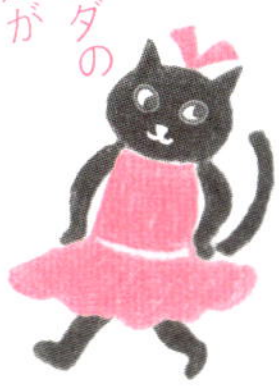

Ortie
ネトル

腎臓に働きかけ、老廃物や余分な
水分の排出を促進し、血液を浄化してくれる。
ケイ素、鉄などのミネラルも
豊富に含んでいる。

※植物は和名とフランス語で掲載しています。

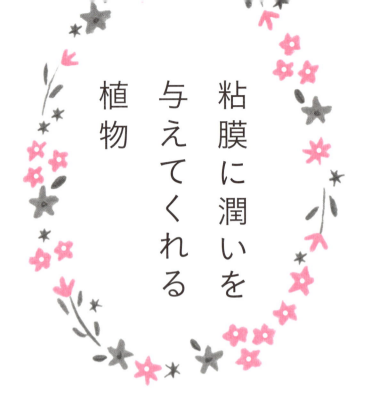

粘膜に潤いを与えてくれる植物

ちつと喉の潤いには相関性がある!?

実は、**喉が弱い、または便秘になりやすい体質の人は、体質的にカラダ（ちつ）の粘膜も乾きやすい**傾向にあります。

マロウブルー、マーシュマロウなど粘液質が豊富で粘膜に潤いを与えてくれる植物のティザンヌや、サイリウムの種がおすすめです。

また、**ちつの潤いを保つために重要なのが、ビタミンA。**これは、粘膜の強化に必要な脂溶性のビタミンで、おすすめはタラやサメなどの肝臓から抽出した油でできた肝油。ビタミンAやDがとても豊富です。ただし、脂溶性ビタミンは過剰に摂取すると、必要以上にカラダに蓄積され、過剰症になる恐れも。必ず用量を守りましょう。

なお、ちつの乾燥を防ぐオイルとしてP.75で紹介したもの以外では左記もおすすめです。

粘膜の乾燥に効く植物

粘膜が乾燥するとさまざまな
カラダの不調が起きます。
植物をうまく取り入れて、
粘膜の乾燥を防ぎましょう。

Fleur de Mauve　Marshmallow

マロウブルー／マーシュマロウ

粘液質が豊富な植物で、カラダの粘膜の保湿や炎症の緩和作用を持つ。胃腸粘膜の炎症の鎮静《ちんせい》、膀胱炎の予防、呼吸器系粘膜へも作用し、喉の痛みや咳を和らげる。便秘の改善にもよい。目の炎症には湿布として、口内炎にはマウスウォッシュとしても用いることができる。

Grains de Psyllium

ブロンドサイリウム

粘液質や食物繊維を豊富に含み、保水性の高いブロンドサイリウムの種子は、便秘や腸内環境の改善におすすめ。種子は水に浸けるとゼリー状にふくらむのでそれを飲み込む。

ちつの乾燥に効くオイル

ちつまわりの乾燥を防いで
くれる代表的なオイル。
ちつまわりのマッサージにも
使用できます。

シーバックソーンオイル

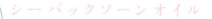

粘膜の潤いを維持するために重要なオメガ7系脂肪酸のパルミトレイン酸を豊富に含むオイル。サプリメントとして内服で使用するほか、化粧品として顔などにも使え、ちつが乾燥しているときの保湿剤や、ちつまわりのマッサージでも用いる。

イブニングプリムローズオイル

オメガ6系必須脂肪酸のリノール酸、γ-リノレン酸やリグニン、植物性ステロールを含む。コレステロールの低下、アレルギーの改善、乾燥肌の改善、生理痛の緩和やPMSの諸症状に効果的。かゆみ、湿疹、乾癬《かんせん》などの肌のトラブルにも用いられる。

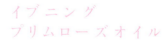

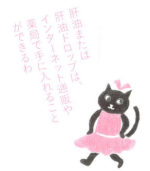

肝油または肝油ドロップは、インターネット通販や薬局で手に入れることができるわ

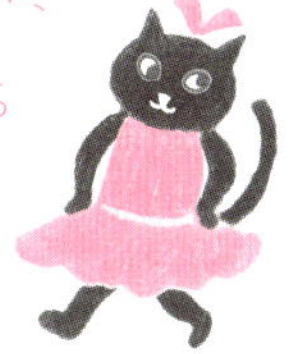

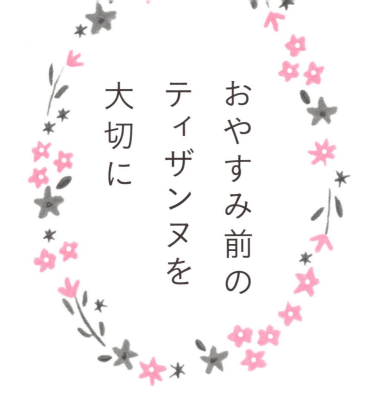

おやすみ前のティザンヌを大切に

睡眠を整えてストレス対策を

大きなストレスを受け続けると、カラダはストレスに対応するための態勢を取り、最低限の生命維持のために直接重要ではない生殖機能については後回しになります。つまり、ストレスはホルモンバランスの乱れにつながる敵！

ホルモンバランスを整えるためには、良質で十分な睡眠が不可欠です。そこで取り入れたいのが、睡眠の質を高めてくれる植物たちです。

寝つきが悪い……夜中に何度も目が醒める……など、質のよい睡眠がとれていないと思っている人は、パッションフラワー、バレリアン、メリッサ、ホップなどのうち1種類だけでもよいので、寝る前に少量（150㎖）のティザンヌを飲んでみましょう。1日の張り詰めた緊張が解けて、質のよい睡眠に導いてくれます。

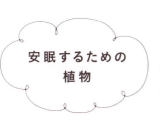

安眠するための植物

十分な睡眠がとれていないと、ホルモンバランスが乱れて、日中イライラしたり、肌荒れの原因にもなってしまいます。良質な睡眠がとれるようにしましょう。

Passiflore

パッションフラワー

鎮静作用、鎮痙《ちんけい》作用、鎮痛作用、睡眠改善作用などの効果がある植物。自律神経系の乱れを整え、動悸や消化トラブル、頭痛、不安、イライラ、不眠などの症状を改善する。

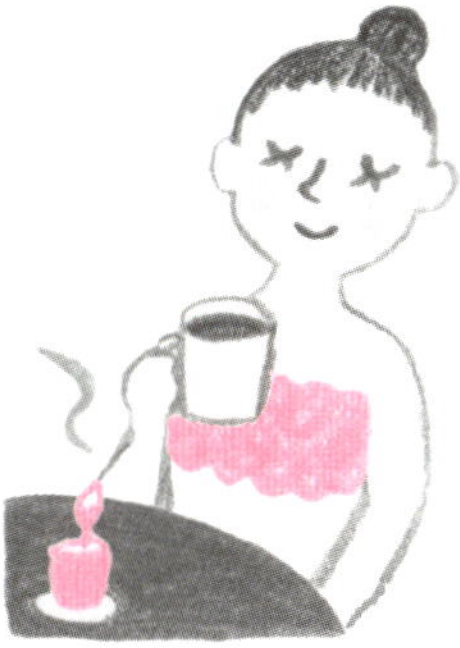

Valeriane

バレリアン

入眠潜時（覚醒から眠りに入るまでの時間）を短縮し、中途覚醒を防ぐ。また筋緊張の緩和作用、鎮静作用などを持つ。ストレスによる不安、不眠、動悸、痛みなどの症状改善に効く。

Houblon

ホップ

消化機能促進作用の効果があり、胃液の分泌を促進し、消化機能を改善する。また不安や緊張を和らげ、鎮静・リラックスにより安眠をもたらしてくれる。植物性エストロゲンも含んでいるため、ホルモンバランスの調整にも用いられる。

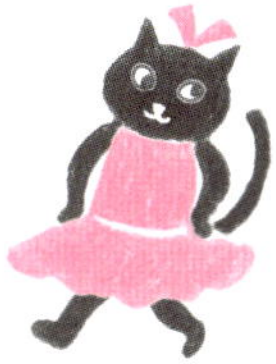
P.169のメリッサも睡眠を整える効果があるわ!

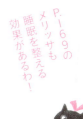

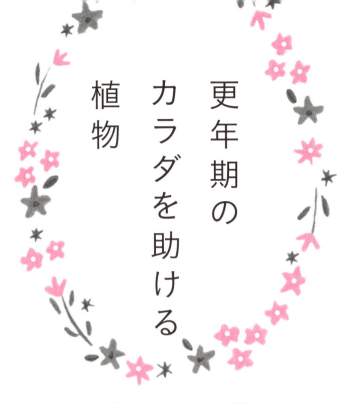

更年期のカラダを助ける植物

植物の力で更年期を乗り越える

更年期の症状として多くみられる動悸、不安、イライラ、ホットフラッシュや寝汗。このような症状の改善にはホーソン、レッドクローバー、赤ブドウ葉、そしてチェストベリー（P.168）が効果的です。

これらを組み合わせたティザンヌを1日2〜4杯。睡眠トラブルや精神症状がつらい人は、パッションフラワーやホップを追加でブレンドしてみてください。

P.158で紹介した定期的な内臓のメンテナンスも忘れずに。血糖値やコレステロール値が気になる人の糖質、脂質代謝の乱れを改善してくれます。季節の変わり目や不調が気になりだしたときなど、年2〜4回行うようにしましょう。

肌やちつの乾燥が気になる人は、ボリジオイルや、シーバックソーンオイルのカプセルを内服してください。

更年期がつらい…

更年期障害の治療として一般的なのがホルモン補充治療（HRT）です。女性ホルモンを補充して症状を緩和させる治療法ですが、副作用が気になる人もいるでしょう。そこで副作用が出る可能性が低い植物の力を借りてみましょう。

Aubépine
ホーソン

鎮静作用、鎮痙作用が知られており、不安や動悸を鎮めてくれる。更年期の際の自律神経失調状態、ホットフラッシュを和らげるためにも用いる。

Tréfle rouge
レッドクローバー

イソフラボンやミネラル類を豊富に含み、血流の改善や毒素排出の促進による浄化作用を持つ。エストロゲンに似た働きを持っている植物の成分作用によりホルモンバランスを整えてくれるため、更年期障害の諸症状や骨粗しょう症の予防に効果的。皮ふの炎症やかゆみの改善にも用いられる。

Vigne rouge
赤ブドウ葉

アントシアニン、ポリフェノールなどの抗酸化物質を豊富に含んでおり、静脈血流を改善する。特に脚がむくみやすい人におすすめ。肌のくすみを予防し、炎症の緩和にもよいので美肌づくりに役立つ植物。

OIL

ボリジオイル

乾燥肌、乾癬《かんせん》、湿疹などの肌トラブルのスキンケアとして用いられる。カプセルで取り入れることで、PMSの精神症状や乳房の張り、腹部膨満感などの改善や、更年期の肌や粘膜の乾燥にも効果がある。オイルの状態であれば、ちつの保湿やちつまわりのマッサージにも用いることができる。

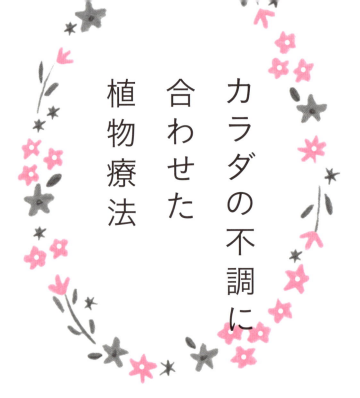

カラダの不調に合わせた植物療法

生理痛に悩む人のための植物

植物療法は、市販の薬に比べて副作用が出る可能性が低く、化学物質を含んでいないため、誰でも安心して取り入れることができるのがメリット。気楽に始めてみてください。

ここからは、女性のカラダの不調別に、おすすめの植物を紹介します。

まずは、多くの女性が悩みがちな生理痛。女性が初潮を迎えてから、閉経まで、毎月、何十年も付き合わなければならない生理。痛みがあるのはしょうがないと思って、鎮痛剤を飲んでがまんしている人も多いでしょう。ですが、生理痛はカラダがよい状態であれば本来はないはずのものです。

冷えや血流の悪さが子宮に影響することから痛みが発生するので、血の巡りをよくしてくれる植物を取り入れましょう。

生理痛がつらい……

ヨモギ、ラズベリーリーフ、カレンデュラ、ヤロー、レディースマントル（P.168）などをブレンドして生理予定日の10日前ぐらいから1日2～3杯をデコクションで飲むようにしましょう。

あわせてイブニングプリムローズのカプセル（500mg）も生理前から1日2カプセル、夕食後に飲むようにしてください。生理痛がつらいときは1日3回ほど、1回2カプセルずつ食後に飲むようにしましょう。

Armoise
ヨモギ

鎮痙作用や抗炎症作用を持ち、子宮の収縮力を高めることで、生理痛を和らげてくれる。消化機能の改善や、利尿作用によりむくみを和らげて、カラダを温めてくれるため、冷え症の改善にも効果的な植物。また、通経作用（生理を促す作用）もあるため、生理不順のケアにも用いられる。

Framboisier
ラズベリーリーフ

利尿作用、浄化作用により毒素の排出を促進する。カルシウムなどのミネラルも豊富に含んでおり、鎮痙作用、子宮強壮作用を持つ。生理痛の緩和やさまざまな婦人科系疾患（子宮内膜症や子宮筋腫など）に用いられるほか、出産の際には安産のため、出産後は母乳の分泌を促進するのに用いられる。

Calendula
カレンデュラ

鎮痙作用、抗炎症作用があり生理痛の緩和、生理不順の改善に用いられる。胃腸の炎症に対しても用いられ、肝臓をきれいにしてくれる作用もある。オイルで使用した場合、肌の炎症を緩和してくれるため、湿疹や敏感肌のケアに用いられる。

PMSがつらい……

PMSや、月経前の精神面の症状が日常生活に支障をきたすレベルで重くなるPMDDの症状は人によってさまざまです。生理前に決まって不調になる人は、まずストレス対策の見直しをしましょう。前述した通り、ストレスは睡眠の質を高めることで改善することが多いものです。イライラしやすい人にはホップ、生理前だけうつになる人はメリッサ（P.169）のティザンヌを夕食後に1杯飲むようにしましょう。

生理が始まった日から数えて14日目からは、ヤロー、レディースマントル、チェストベリーをブレンドし、デコクションで1日2杯、さらに、イブニングプリムローズのカプセル（500mg）を夕食後に2カプセルずつ飲むようにしてください。これらは生理が来てからは飲む必要はありません。

Achilée Millefeuille
ヤロー

生理痛や月経過多、月経周期のトラブルなどに用いられる。消化不良、胃腸のけいれん、便秘、ガスのたまりの改善、肝機能改善作用がある。そしてプロゲステロンに似た作用をする成分の、植物性ステロール類を含んでいる。

Alchémille
レディースマントル

タンニンを多く含み、止血作用が知られるため、子宮筋腫や子宮内膜症による月経過多や閉経前の多量出血の際に用いられる。また月経周期を整え、月経痛を和らげる。ヤロー同様、プロゲステロンに似た作用をする成分の、植物性ステロール類を含んでいる。

Gattilier
チェストベリー

脳下垂体に直接働きかけてホルモンの分泌を調整する作用を持つ。ホルモンバランスを整えて排卵を促し、月経周期を整え、月経前症候群の諸症状や更年期の不調の改善に用いられる。

疲れがとれない……

ストレスがたまっている、疲れがとれない。このようなカラダの不調が気になる人は、ストレスに対するカラダの適応力を高めてくれるアダプトゲン性植物を取り入れてください。アダプトゲン性植物のなかでも、おすすめはシベリアニンジン。朝、ティザンヌをデコクションで取り入れるか、カプセルを服用してください。アンゼリカの根も貧血、虚弱体質、不安など精神症状が気になる人におすすめ。カラダの冷えを改善する効果もあります。ストレス値が高いと、おなかにガスがたまりやすくなることもありますが、アンゼリカやローズマリー（P.159）など消化を助けてくれて、腸内ガスを除去してくれる植物をブレンドしたティザンヌを食後に飲むと解消されます。

Eleuthérocoque シベリアニンジン	ストレスに対するカラダの適応力を高めてくれる、アダプトゲン性植物の一種。滋養強壮、疲労回復、自律神経バランスの維持、ホルモンバランス改善など、さまざまな症状に効果がある。
Angélique アンゼリカ	消化促進作用、鎮静作用があり頭痛、不安、腸内ガスの改善に効果的。 女性のための強壮ハーブとしても知られていて、貧血、冷え、生理痛、性欲低下、ちつの乾燥などの改善によい。
Mélisse メリッサ	消化改善作用、鎮痙作用、鎮静作用などを持つ。ストレス性の胃腸症状、頭痛、PMSや更年期、産後のうつ状態の改善に効果がある。疲れた日の夜の夕食後に一杯アンフュージョンで取り入れる。

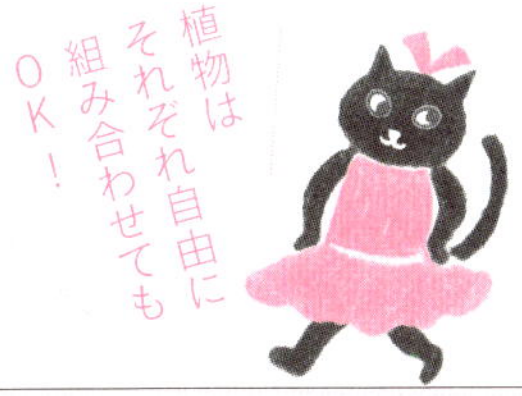

カンジダになってしまった……

カンジダは体質によっては何度も繰り返しやすいものです。しっかりと医療機関を受診して完治させましょう。カンジダが増殖しやすくなる条件として、カラダの環境が酸性側に傾いていることがあげられます。お肉などの酸性食品をなるべく控え、緑の野菜類や海藻などのアルカリ性食品を積極的にとるのがおすすめ。砂糖や発酵食品、酵母を含む食品もなるべく控えたほうがよいので、お醤油や味噌のとりすぎに気をつけましょう。ニンニク、玉ネギ、長ネギ、ニラ、フェンネル、コリアンダー（パクチー）などの食材はカンジダを撃退するのにもってこいの食材です。また、カンジダに効くオイルとしてココナッツオイルがあります。これをトーストにぬったり、飲み物に加えてとるとより効果的です。ティザンヌとして取り入れるなら、繁殖した真菌を撃退してくれる作用を持つパウダルコがおすすめです。

Lapacho
パウダルコ

免疫調整作用、抗炎症作用、抗菌作用、抗真菌作用を持ち、カンジダ対策に有効的な植物。
血流の巡りを改善する作用もあり、子宮内膜症や子宮筋腫の人にも効果的。

グレープフルーツシードエキス

グレープフルーツの種子から抽出されるエキスは、フランスの植物療法でよく使われています。エキスは水に薄めて使用します。
飲用するのはもちろんカンジダ対策によいのですが、なんと別の使い道も！　カンジダの応急手当としてタンポンに染み込ませて1時間半ほどちつ内に挿入しておきます。軽症の場合はこの手当を数日間続けることで改善することも多いのです。

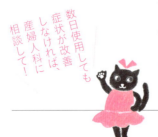

数日使用しても症状が改善しなければ、産婦人科に相談して！

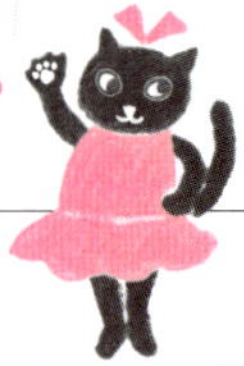

おりものが多い、
においやムレが気になる

おりものやにおいが気になるときは、ハーブで座浴するとよいでしょう。ハーブを煮出したお湯に座浴することで、ちつと肛門から、ハーブの有効成分を吸収できます。また、直接、子宮を温めるので、下腹部がしっかりと温まります。床が濡れてしまう可能性があるので、座浴をするならお風呂場で行うのがおすすめです。痔が気になる人にも効果的です。

1. レディースマントル（P.168）の茶葉を準備します。
2. 桶や洗面器に熱湯 1.5 ～ 2L を注ぎ、
そこに大さじ 4 杯ほどのハーブを入れ、
10 分浸出させます。
ティーパックなどを使ってもよいです。
3. ハーブを取り除き、洗面器のなかのお湯に
ちつやお尻をつけて、5 分ほど温めます。

Point

ポーズは、ちつとお尻をお湯に入れた体育座りで

※体質によって効果には差があります。

ティーツリーやゼラニウムの芳香蒸留水

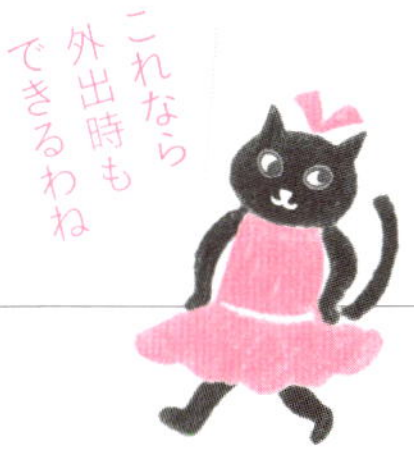

芳香蒸留水とは、植物を高温の水蒸気によって蒸留したときに得られる水溶液部分で、植物の有効成分が含まれています。芳香蒸留水は精油と違い、粘膜に対しても安全に使用できます。スプレーボトルなどに入れて、デリケートゾーンにシュッと吹きかけましょう。ショーツにそのまま吹きかけても OK です。

COLUMN 5

パリ在住の植物療法士
ガロワーズカオリのフランス通信

フランス人にとってのエルボリストリって？

エルボリストリは、フランスで古くから親しまれている薬草専門店のこと。ハーブや植物成分のカプセル、チンキ剤などを販売しています。もちろん、現代の医療現場では薬物治療が中心ですが、それでも「なんとなく不調が続く」とか「病院に行くほどではないけれど……」という段階で、「自然な方法で体調を整えたい」とエルボリストリに相談に来る人はたくさんいます。病気を診断された後でも、積極的に植物療法を選択し、根本的な体質改善や医学的治療の補完として用いられるケースもあります。

お客さまからは、「更年期のホットフラッシュが軽くなってきた」「血液検査で正常値になった」「しっかり眠れるようになった」「疲れがとれて楽になった」など、ポジティブな声が聞かれています。フランスでハーブは、嗜好品としてだけでなく、立派にカラダの不調改善に一役買ってくれる薬用植物として認識されているのです。

まずは難しいことは考えずに、一つでも植物の持つ力を取り入れてみてください。そして、ご自身に合った植物は「不調の原因となっているカラダの中のアンバランスを、よいバランスに立て直してくれる」ということをぜひ、実感していただきたいです。

巻末付録

女性を美しくするスペシャルケア

いつまでも元気で若々しくいたい人のために、
とっておきのスペシャルケアを紹介します。
それは、インド発祥の伝統医療
アーユルヴェーダで「究極のアンチエイジング」
と呼ばれている、全身のオイルマッサージと
入浴を組み合わせたもの。
いつまでも美しさを保ちたい！
そんな人はぜひ試してみてください。

オイルと入浴でスペシャルケア

ここで紹介するケアは、全身のオイルマッサージと、その後の入浴がセットになっているスペシャルケアです。一般的にマッサージは入浴後に行う場合が多いのですが、ここで参考にしているインドの伝統医学「アーユルヴェーダ」では、オイルマッサージ後に温かい場所で過ごし、オイルをカラダに浸透させてから洗い流すのが特徴です。

PART2のケア3「ちつまわりのマッ

ゆっくりじっくり カラダを美しく

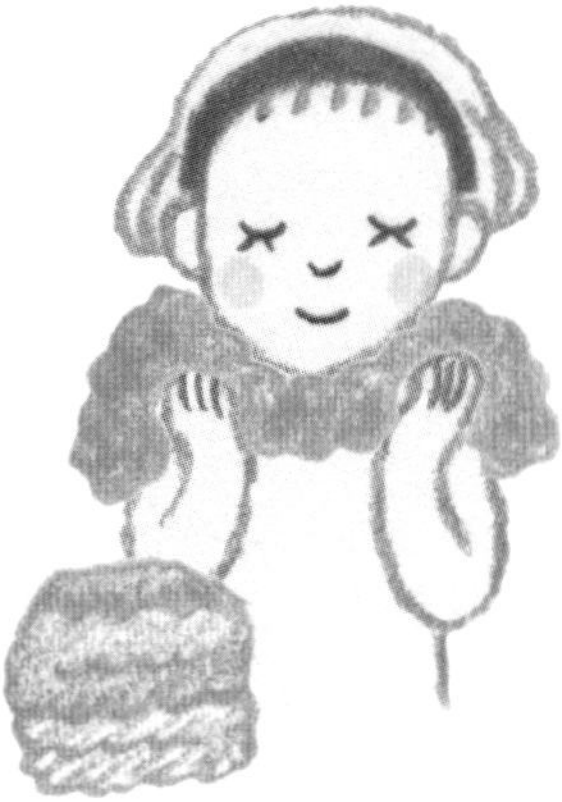

PART2で紹介したちつまわりのマッサージや骨盤底筋トレーニングは、ふだんから行っていただきたいケアですが、時間があるときには、このスペシャルケアも試してみてください。リラックスできるだけでなく、カラダ全身を温めてくれたり、老化防止にも効果があります。

注意！ 使用前に必ず使用するオイルのパッチテストを行ってください。

1. 少量を腕の内側の肌にぬります。
2. しばらくそのままにして、赤みや発疹などが出ないか確認しましょう。

サージ」にプラスして行うのもおすすめ。ちつのみならず、カラダを温める効果がより高くなります。

やり方は簡単。まず、温かいお風呂場で全身のオイルマッサージを行います。

次に、シャワーやタオルでカラダをやさしくなでるように、オイルを軽く洗い落としてから、じっくりと浴槽につかります。こうすることで全身を温めながら、さらにリンパを刺激して、オイルの成分をカラダのすみずみまで行き渡らせることができるのです。さらに、オイルが体内の毒素を汗として排出してくれるデトックス効果や、美肌づくりなど女性にとって嬉しいさまざまな効果があり、アーユルヴェーダでは「究極のアンチエイジング」といわれています。

1 全身オイルマッサージ

カラダに触れたオイルは体内に浸透します。15分程、時間をかけてゆっくりとカラダにオイルを浸透させましょう。
オイルマッサージをすることで、肌の色がよくなったり、疲労回復、安眠効果などさまざまな効果があります。

→ P.178 ～

2 入浴マッサージ

入浴中に、血行がよくなった状態でマッサージすると、冷え解消や代謝アップの効果があります。マッサージする場合は、老廃物の出口であるリンパ節を意識してください。また、カラダにたくさんあるツボとツボを結ぶ経路に沿ってマッサージすると、血流の巡りもよくなります。

→ P.186 ～

スペシャルケアー

オイルマッサージで潤い＆血行アップ

まず、カラダが冷えると効果が半減してしまうので、事前にお風呂場全体をよく温めておきましょう。スペシャルケアでは、洗剤や石けんを使わず、オイルでカラダの汚れを落とすのもポイントです。どうしても気になるようなら、先にサッとシャワーで汚れを落としましょう。

さぁ、全身のオイルマッサージから始めます。オイルを適量（500円玉程度の大きさ）手にとり、手のひらをこすり合わせるようにして温めたら、全身をくまなく

セルフケアに必要なアイテム

マッサージオイルはP.75のちつまわりのマッサージで使用するものと同じオイルでOK。インターネット通販などで気軽に手に入るので、好みで選びましょう。

セサミオイル

全身はもちろん、ちつや、耳、鼻など入れても問題ないといわれているため、アーユルヴェーダでは、セサミオイルがもっともオイルマッサージに適しているとされています。食用のごま油ではなく、スキンケア用のものを使用してください。

スイートアーモンドオイル

肌をやわらかくし、水分を肌のなかにしっかりと閉じ込めてくれるので、乾燥肌の人におすすめ。ほかにも、ニキビや美白、シミの予防改善などの効果が期待できます。精製度の高いものを使用するようにしてください。

注意！
・オイルは酸化していない新鮮なものを使用してください。
・オイルは冷暗所で保管してください。
・妊活中、妊娠中の人は、必ず専門家の指導のもと行ってください。

マッサージ。ゴシゴシこすらず、やさしく手のひらをすべらせるようにします。肌のすべりが悪くなったら、追加のオイルを手のひらにとりながらぬっていきましょう。

時間がないときは、下腹部、ちつ、腰やお尻まわり、脚だけでも充分です。この部分をマッサージするだけで骨盤まわりが温まり、ちつにもよい効果があります。カラダにオイルが浸透したら、表面に残ったオイルをタオルやシャワーで、軽く洗い落としましょう。なお、そのまま浴槽につかってもOKです。

ただし、オイルマッサージは、体調が悪いときや、生理が始まってからの3日間は避けてください。食後すぐに行うのもNG。妊娠中、持病があるなどの場合も、医師に相談してから行うようにしましょう。

これもおすすめ！

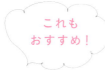

フットカバー

オイルをぬった脚で歩くとすべりやすいため、心配な場合はフットカバーを着用しましょう。コットンやシルクなど、天然素材がおすすめ。使い捨ての紙スリッパなら洗濯の手間もありません。

スクラブ用パウダー

肌に残ったオイルが気になる場合には、スクラブ効果のあるパウダーやクレイでこすって落とすとよいでしょう。インターネット通販やナチュラルスキンケア用品店で入手できます。

薄手のタオル

オイルマッサージをした後、オイルを軽く洗い落とすために使います。温泉タオルやガーゼタオルなど、薄手のものが扱いやすくておすすめ。シルクやコットンの入浴用手袋でもOKです。

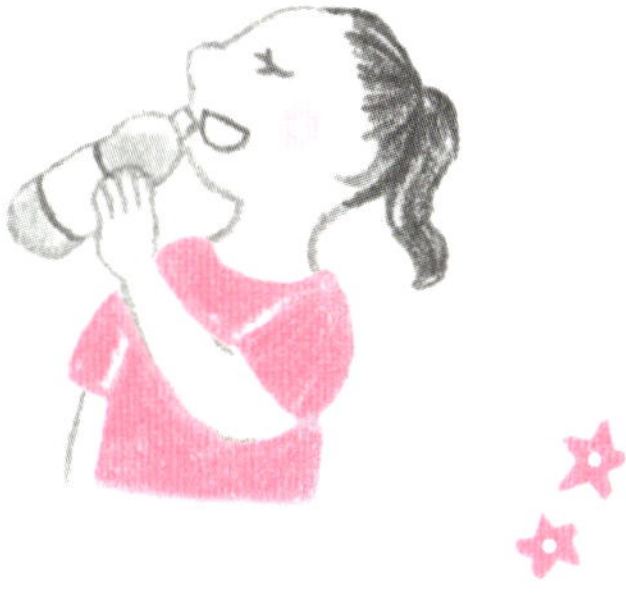

マッサージ前に水を飲んでおくことで、リンパの流れがよくなります。入浴中も水分を補給してたっぷり汗をかきましょう。

オイルマッサージ

1 おなかまわり

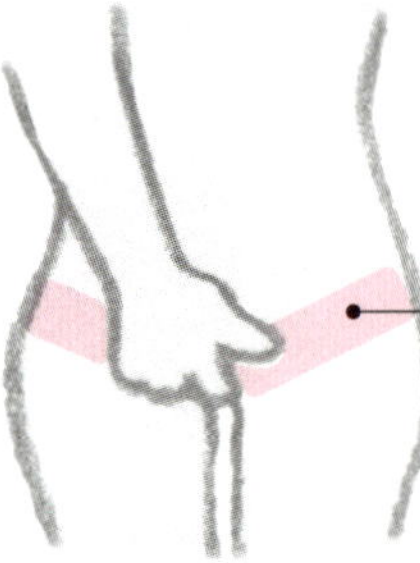

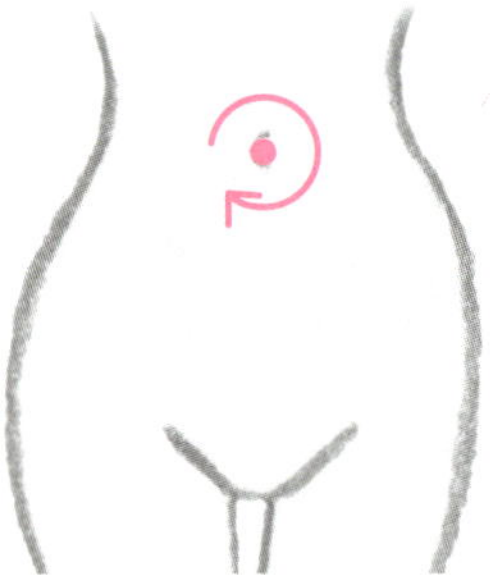

子宮や卵巣のある下腹部、
恥骨まわりをマッサージする。

おへそを中心にして、
円を描くようになでる。

オイルマッサージ

2 乳房、わきの下

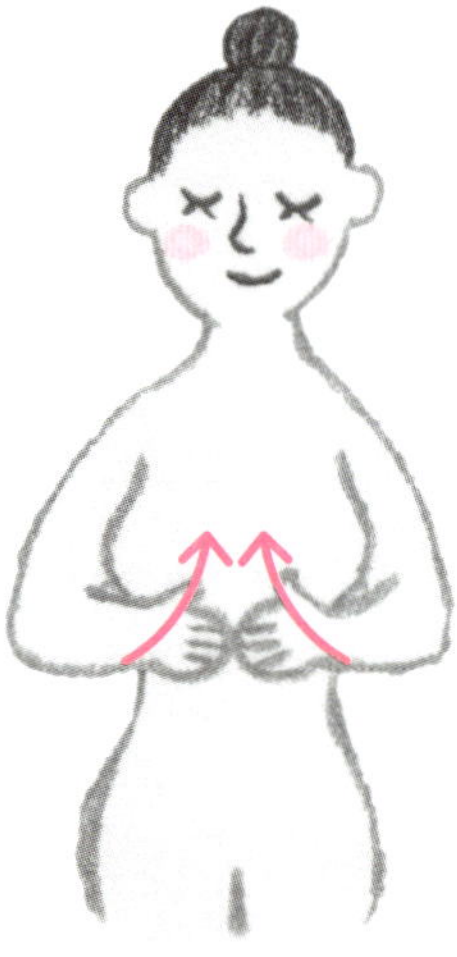

わき腹から
乳房に向かい、
手のひらで
なで上げる。

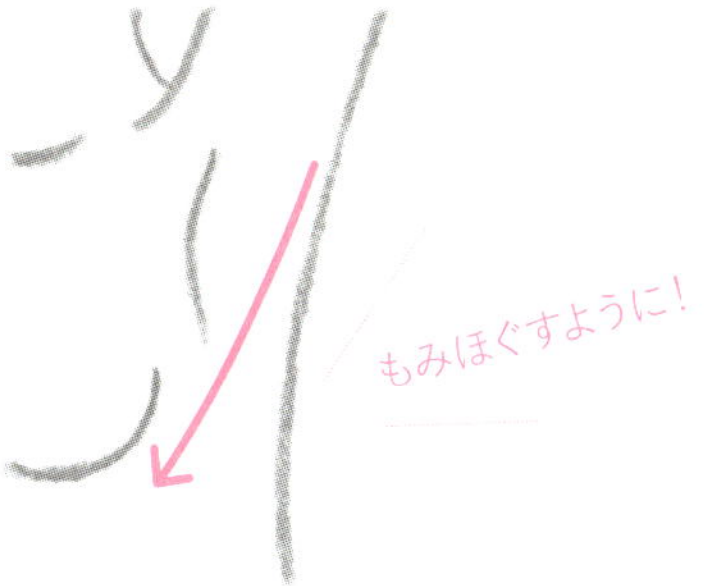

わきの下から乳房に向かって、
オイルをぬり込む。

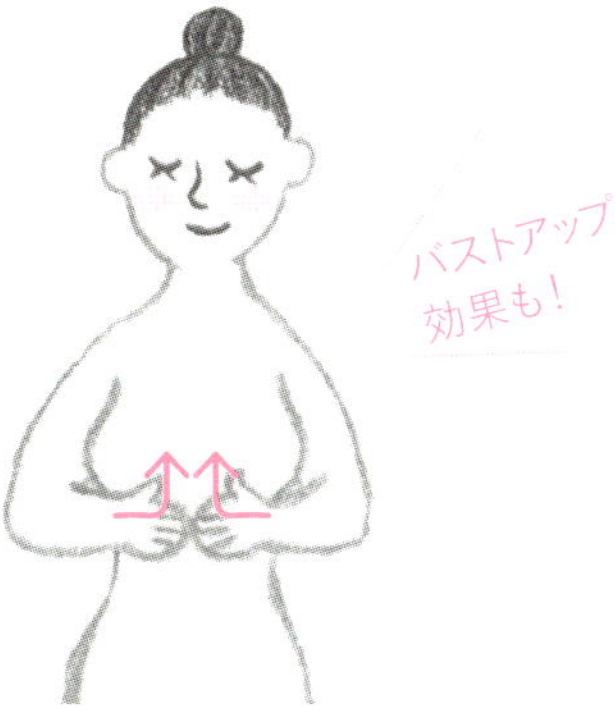

乳房を両手で寄せて
上げながら、乳房全体に
オイルをぬり込む。

オイルマッサージ

3 腕

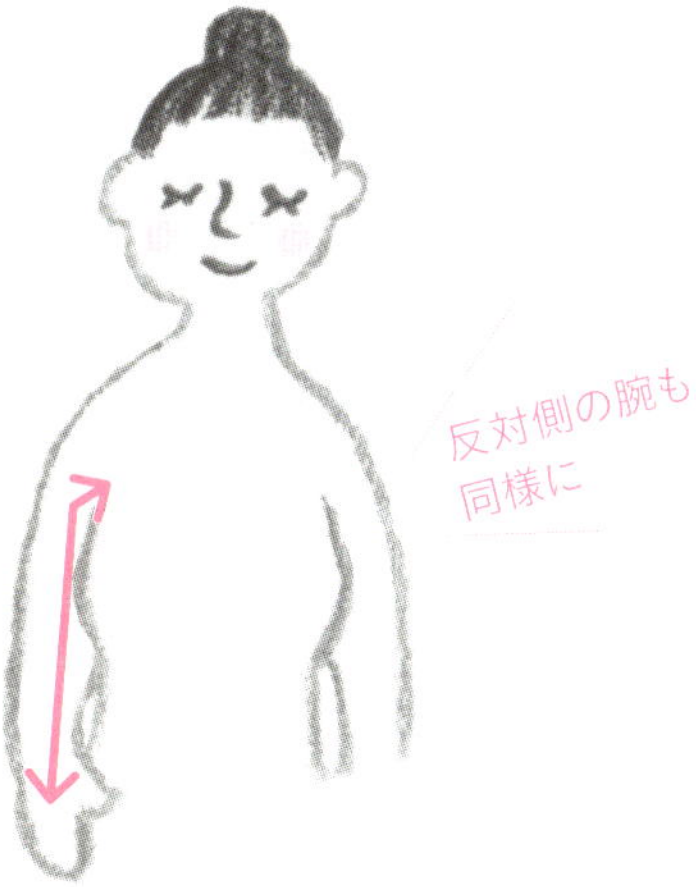

手の甲から肩まで、腕の
外側にオイルをぬり込む。

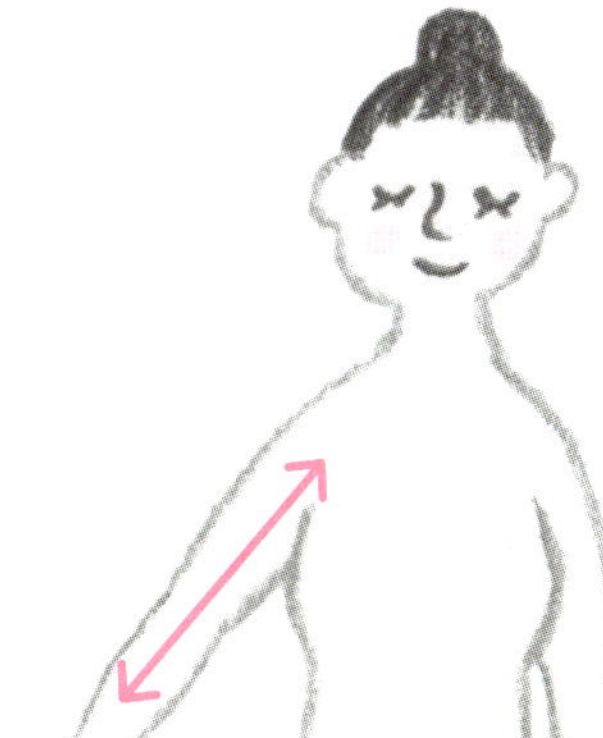

わきの下から指先に向かい、
腕の内側にオイルをぬり込む。

オイルマッサージ

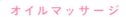

4 耳と首筋

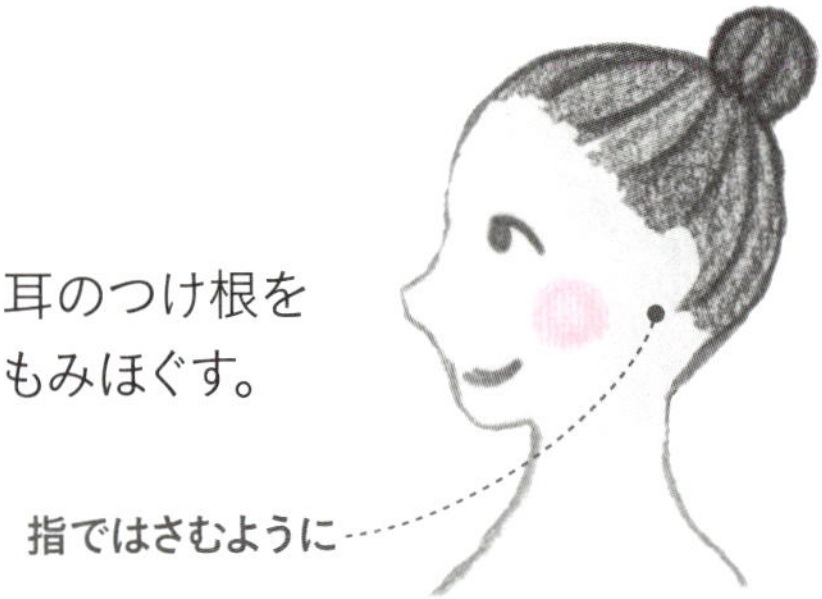

耳のつけ根をもみほぐす。

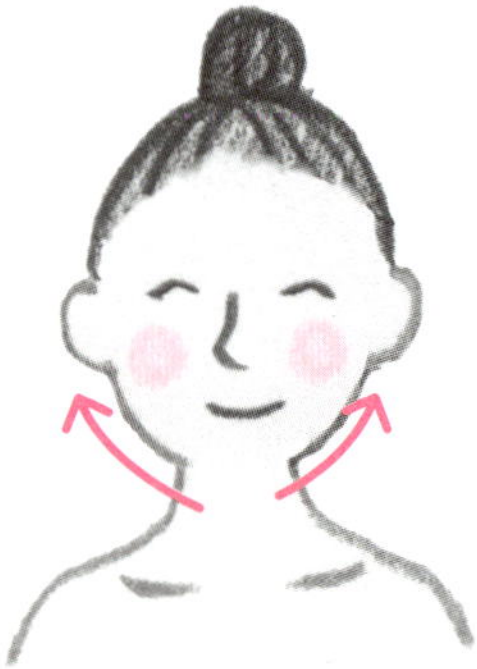

あごの先→耳のつけ根の方向へなで上げる。

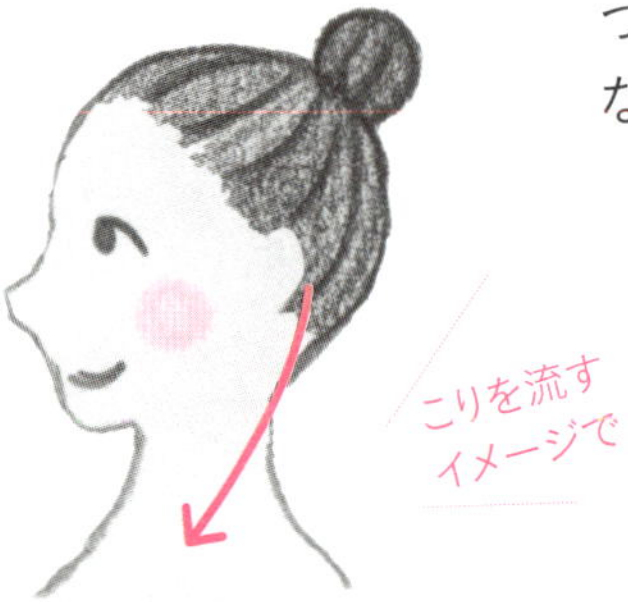

耳の後ろ→首筋に向かいながらオイルをぬる。

オイルマッサージ

5 肩と鎖骨

鎖骨の中心のくぼみにはリンパ節がある。そのくぼみに向かって、腕や耳の下から集めてきたリンパを流し込むイメージでマッサージ。左右とも行う。

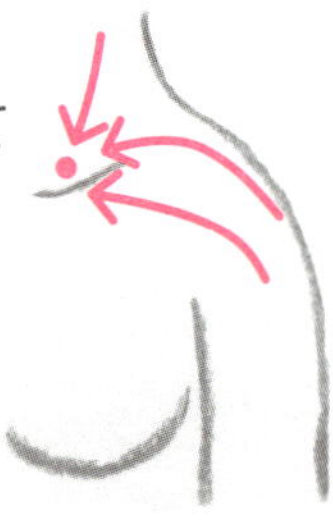

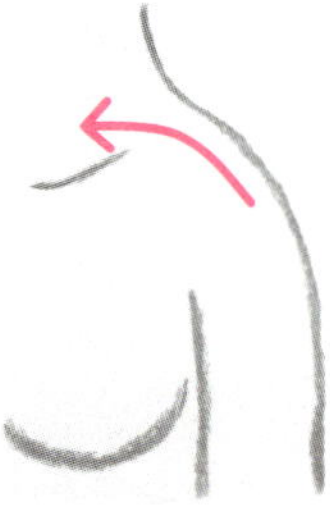

肩先→鎖骨の中心の方向へなでる。

オイルマッサージ

6 背中、お尻

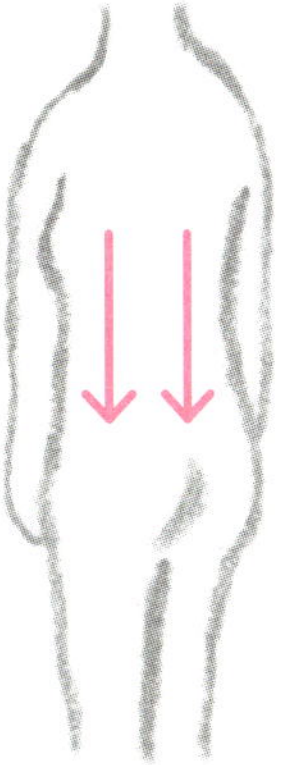

両手を肩甲骨の下にあて、お尻までなで下ろす。

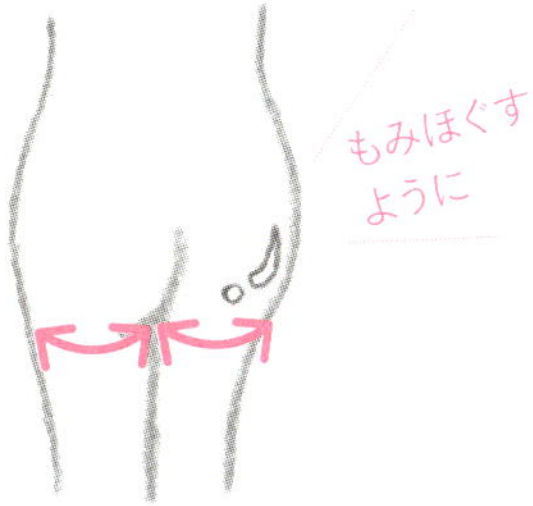

お尻と太ももの境目にある骨を指先で感じながら、ぬり込む。

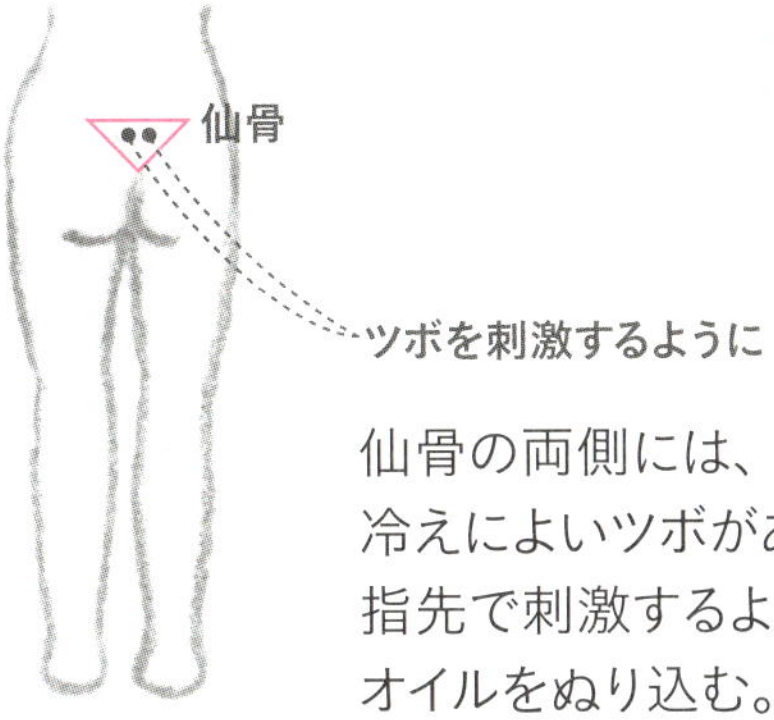

仙骨の両側には、生理痛や冷えによいツボがあるので、指先で刺激するようにしながらオイルをぬり込む。

オイルマッサージ

7 外陰部と肛門まわり

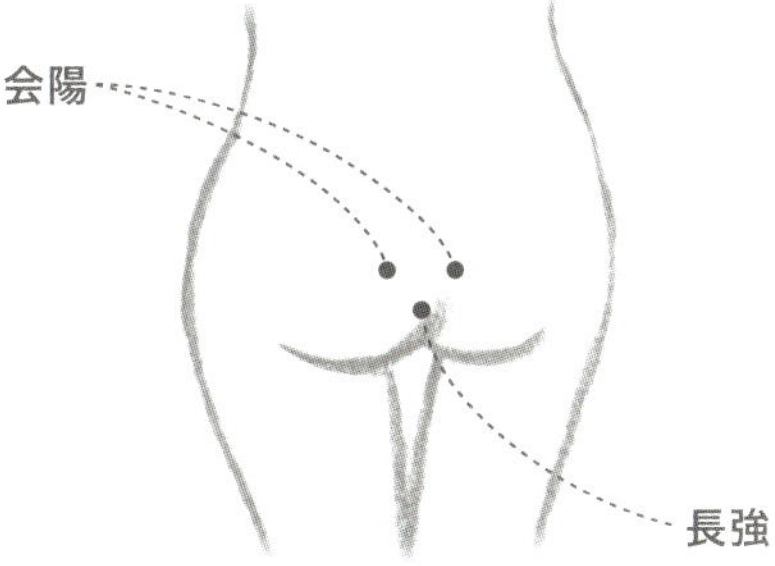

尾骨から指幅1本分外側の会陽《えよう》、尾骨と肛門の間の長強《ちょうきょう》というツボを刺激しておくと痔の改善になる。

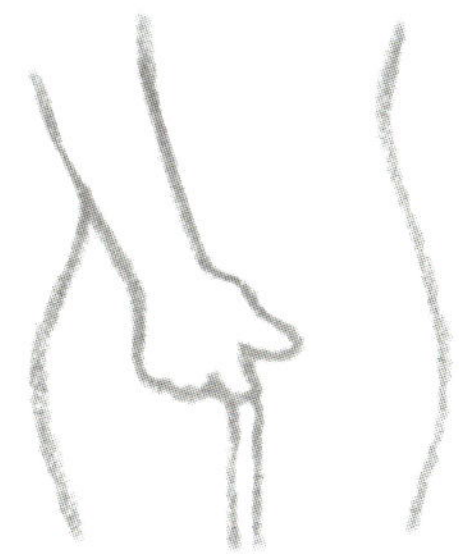

手で外陰部全体を覆うようにしながら、やさしくオイルをぬる。

オイルマッサージ

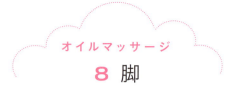

8 脚

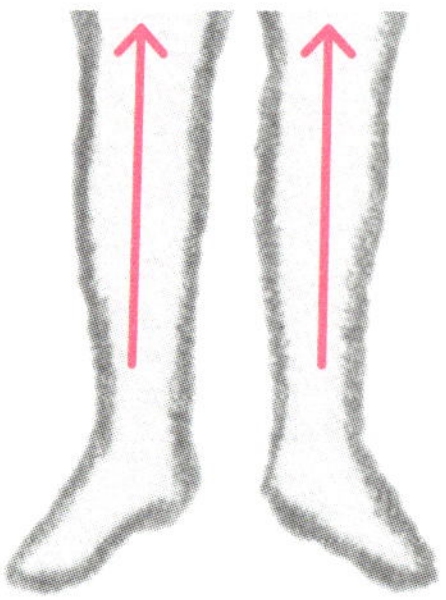

両手でふくらはぎ、すねをなで上げるようにしながらオイルをぬる。

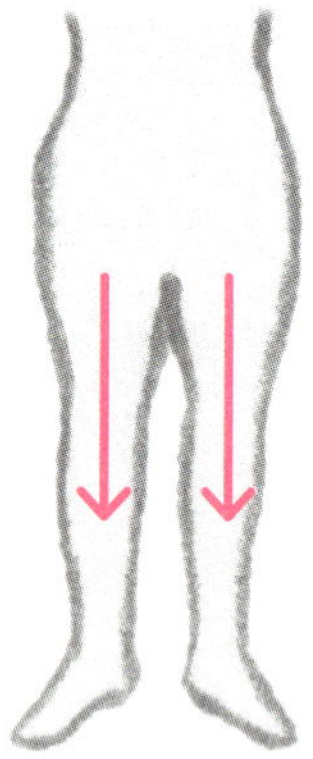

太もものつけ根からひざの間をなでるようにしてオイルをぬり込む。ひざがカサカサしている人は、手のひらで包み込むようにしてぬる。

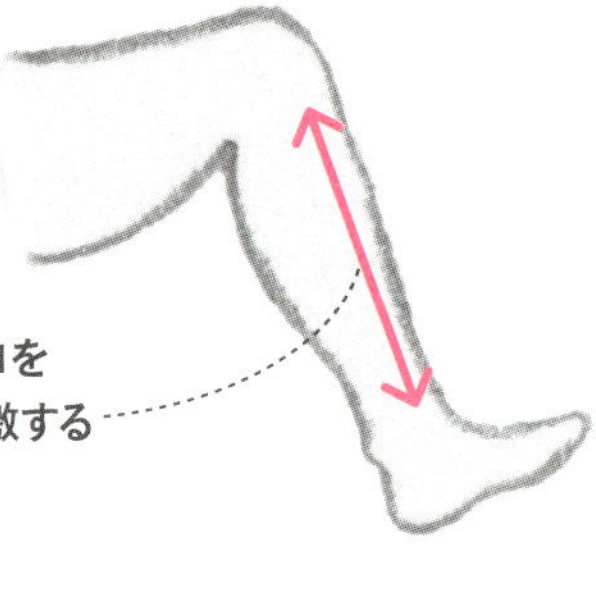

すねの内側には子宮の経絡（ツボの経路）があるので、指先で刺激しながらぬる。

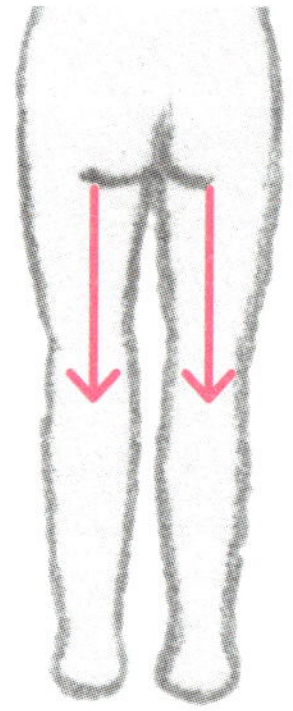

お尻の下からひざ裏の間にもオイルをぬる。

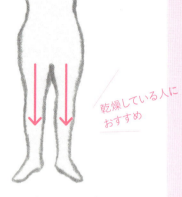

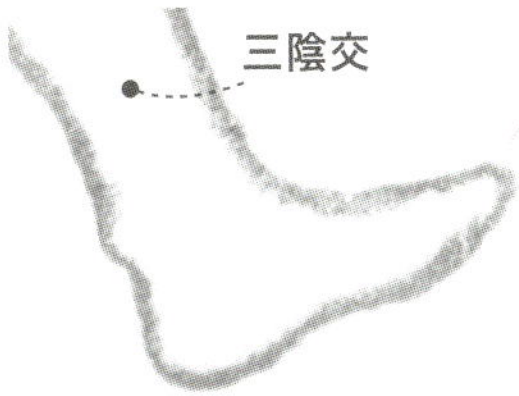
三陰交
両脚とも
行って!

内くるぶしの上、指幅４本分の
ところには、女性の不調によい
ツボ（三陰交《さんいんこう》）がある。
指先で刺激するようにオイルをぬる。

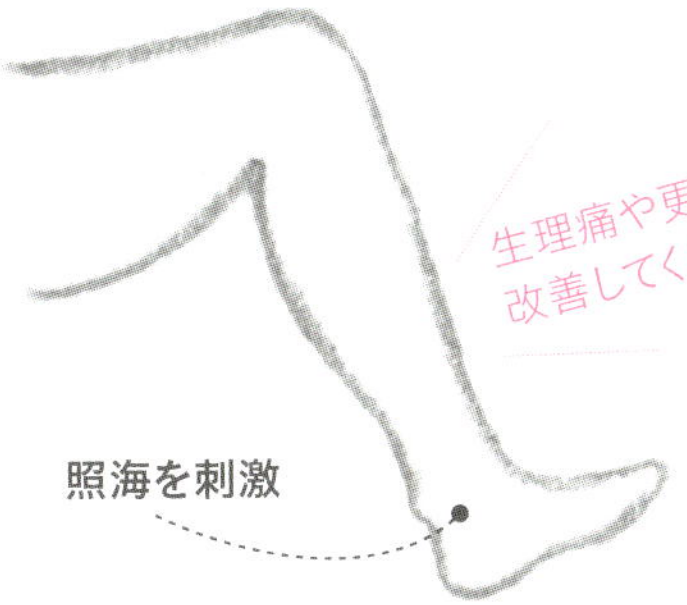
生理痛や更年期障害を
改善してくれる!
照海を刺激

内くるぶしから親指幅１本分下の
へこんでいる部分は、女性器の
ツボがある（照海《しょうかい》）。指先で刺激
するようにしながらぬる。

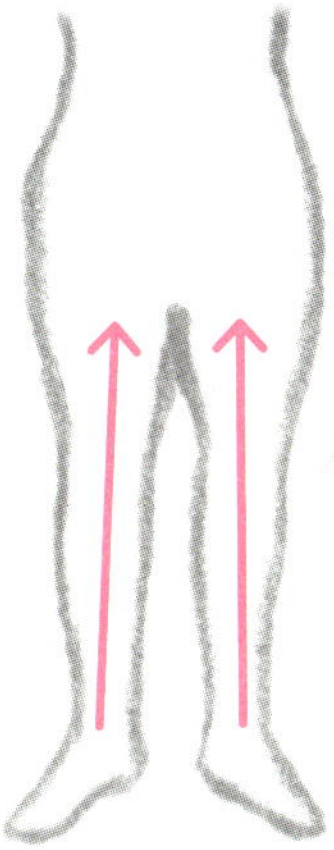
冷えやすい人に
おすすめ

脚全体を包み込むように
してオイルをぬる。

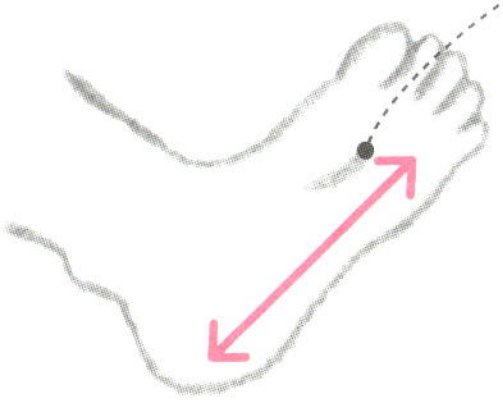
両足とも
行って!
湧泉
血行をよくして、
冷えやむくみに
効果がある

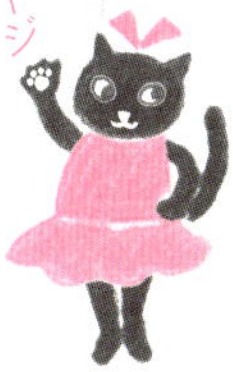
オイル
マッサージ
完了!

足の裏を親指で刺激しながら、
前後に手を動かして全体を
マッサージする。土ふまずの
上あたりにある湧泉《ゆうせん》は気力や
体力がわいてくるツボ。

スペシャルケア2

入浴でカラダをじっくり芯から温める

全身のオイルマッサージをし、血行やリンパの流れをよくしたところでお湯につかりましょう。じっくりと全身が温まり、オイルに含まれた成分をカラダのすみずみまで行き渡らせることができます。

ふだんシャワーだけの人もスペシャルケアの際は、湯船にゆっくりつかりましょう。疲れたカラダをリセットしてくれます。

浴槽につかる前に、まずシャワーを浴びながら、カラダについたオイルを洗い落と

入浴しながらマッサージ

リンパ管は皮ふのすぐ下に走っているので、
強く押すとかえって流れが滞ってしまいます。
リンパの流れに沿って、なでるようにするだけで
十分です。心地よい程度に、
全身マッサージを行いましょう。

します。濡らしたタオルで軽くなでるだけにして、あまり落としすぎないのがポイントです。

次にお湯につかりましょう。温度は自分が心地よいと思う程度でOK。ただし熱すぎると長く入っていられないので、40度までのぬるめのお湯がおすすめです。

入浴の際は、肩までつかって、首・肩まわりをしっかり温めましょう。温かいお湯につかる心地よさを味わいながら、ゆっくりと深呼吸してください。深い腹式呼吸をすると、副交感神経が刺激されてリラックスしやすくなります。

10～15分ほどつかりながら、もう一度手のひらで全身をマッサージし、リンパを流していきます。

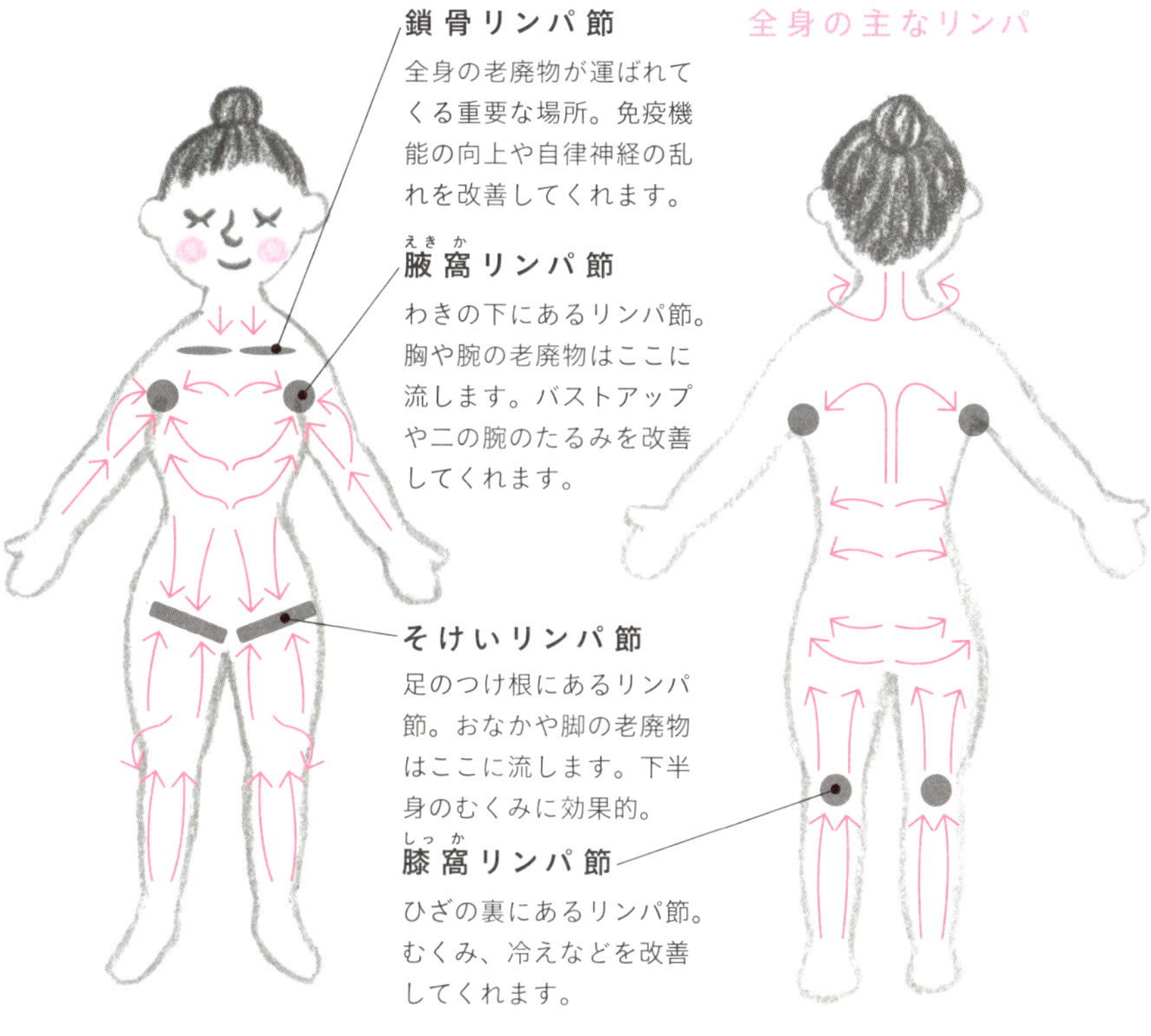
全身の主なリンパ
鎖骨リンパ節
全身の老廃物が運ばれてくる重要な場所。免疫機能の向上や自律神経の乱れを改善してくれます。
腋窩《えきか》リンパ節
わきの下にあるリンパ節。胸や腕の老廃物はここに流します。バストアップや二の腕のたるみを改善してくれます。
そけいリンパ節
足のつけ根にあるリンパ節。おなかや脚の老廃物はここに流します。下半身のむくみに効果的。
膝窩《しっか》リンパ節
ひざの裏にあるリンパ節。むくみ、冷えなどを改善してくれます。

入浴マッサージ

1 鎖骨

鎖骨の中央から
外に向かい、
鎖骨の下をなでる。

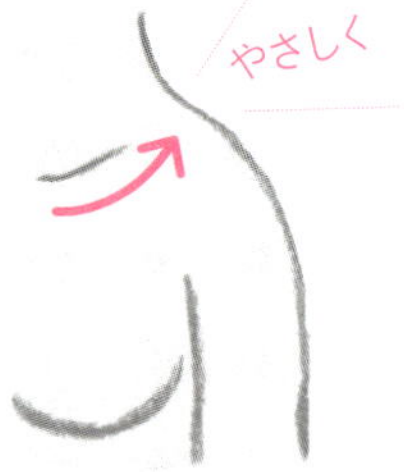

鎖骨の上は
指３本の腹で
外側に向かって
押していく。

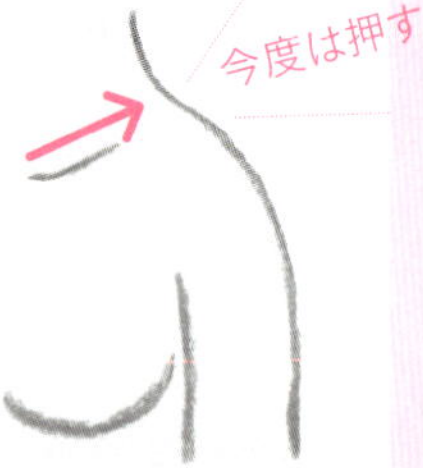
今度は押す

入浴マッサージ

2 首筋

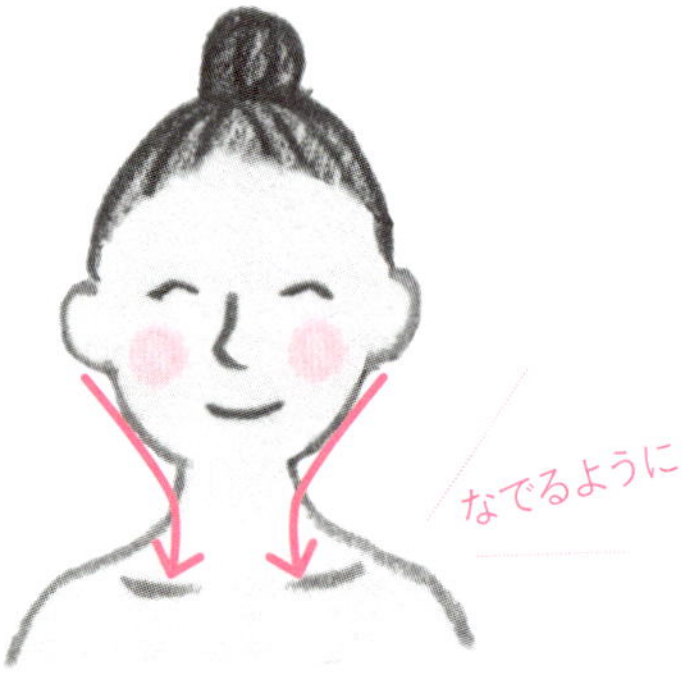

耳の付け根から、鎖骨の中央
に向かってなでおろす。

入浴マッサージ

3 肩

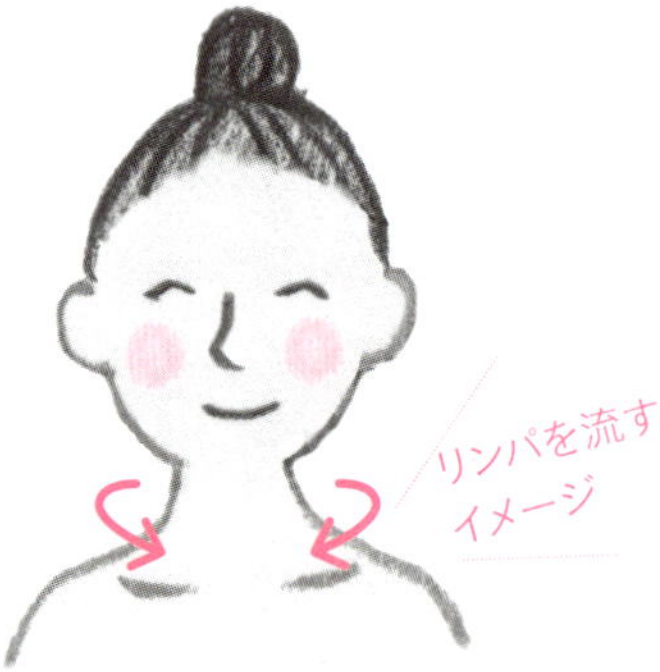
リンパを流す
イメージ

肩の後ろから鎖骨に
向かって流す。

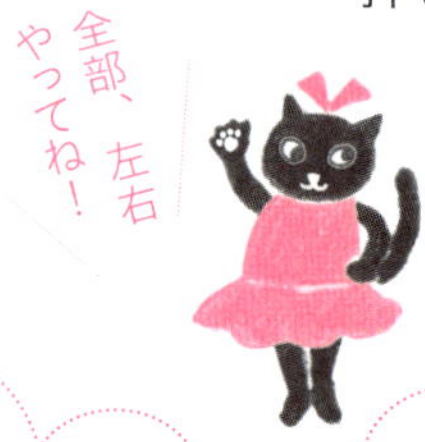
全部、左右
やってね！

入浴マッサージ

4 わきの下

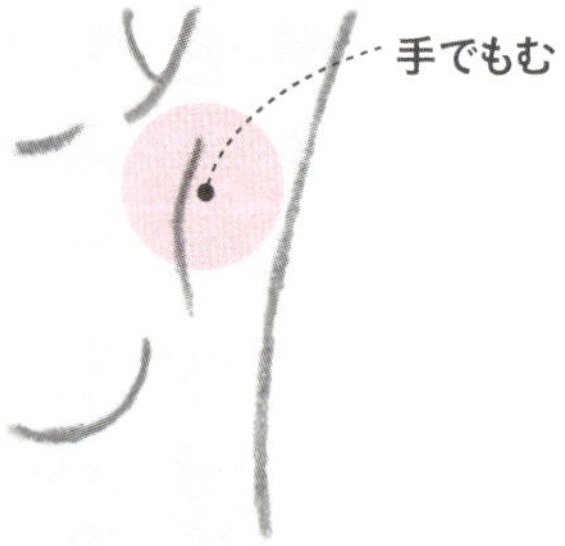

わきを下から手でつかんで
もみほぐす。

入浴マッサージ

5 肋骨

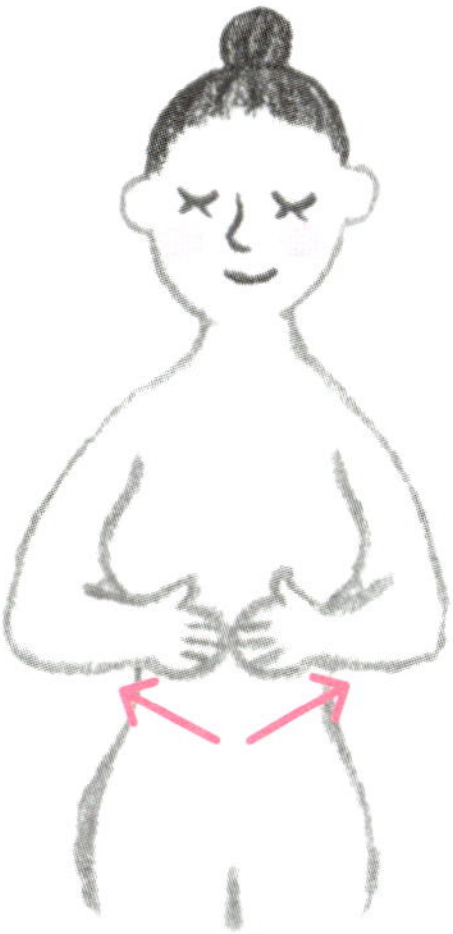

両手のひらを
肋骨にあてて、
中心から外に
向かってなでる。

肋骨の下から、
おなかに向かって
なでおろす。

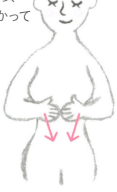

入浴マッサージ

6 腰まわり

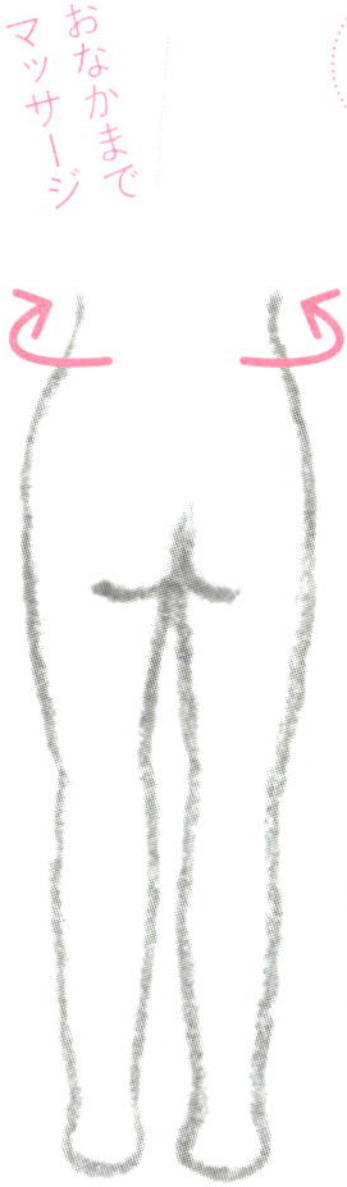

背中の中央に両手をあて、
おなかに向かって、
ぐるりとなでる。

腸骨（骨盤の上の
出っ張り）の内側に
両手をあてて、
恥骨に向かって
なでおろす。

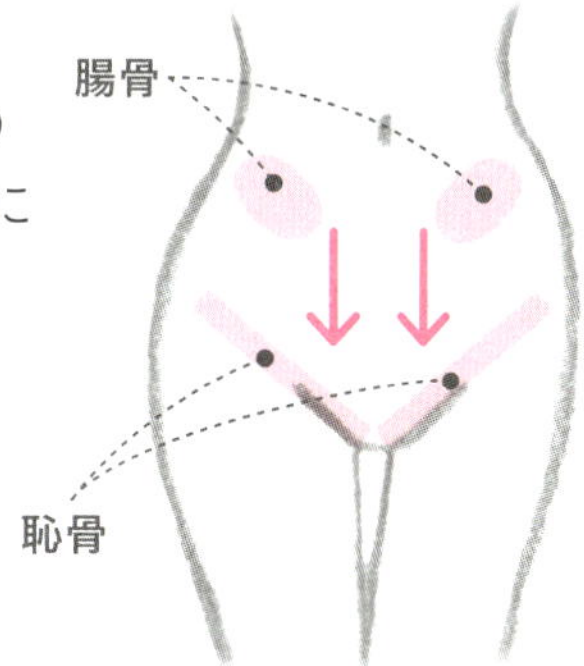

入浴マッサージ

7 そけい部

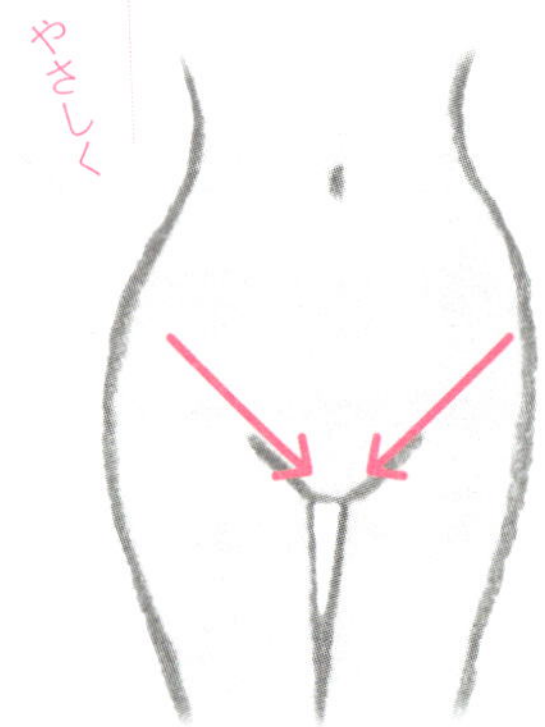

両手をそけい部にあてて、
恥骨にそってなでおろす。

入浴マッサージ

8 足

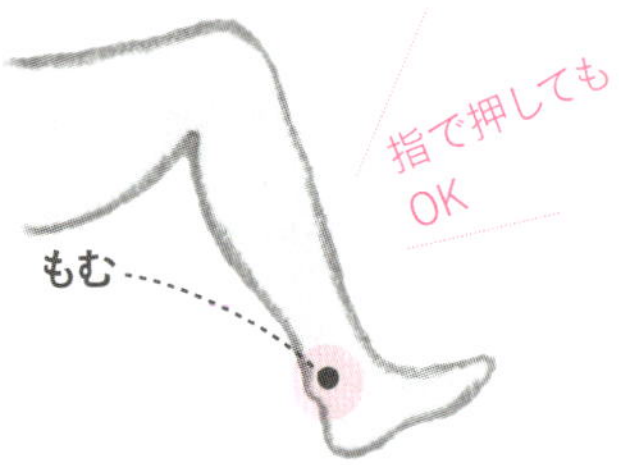

くるぶしまわりを
もみほぐす。

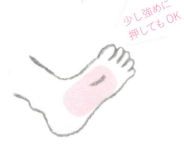

足の裏全体を指で、ツボ
を刺激するように押す。

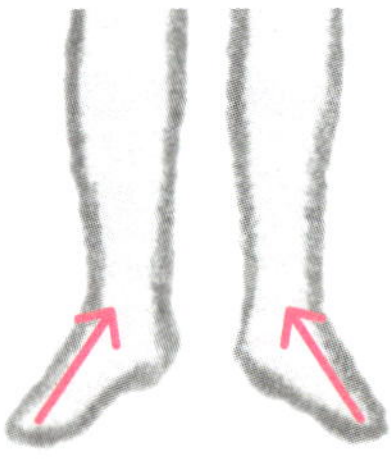

足の甲を指先から足首に向かい、
指で刺激しながらなでる。

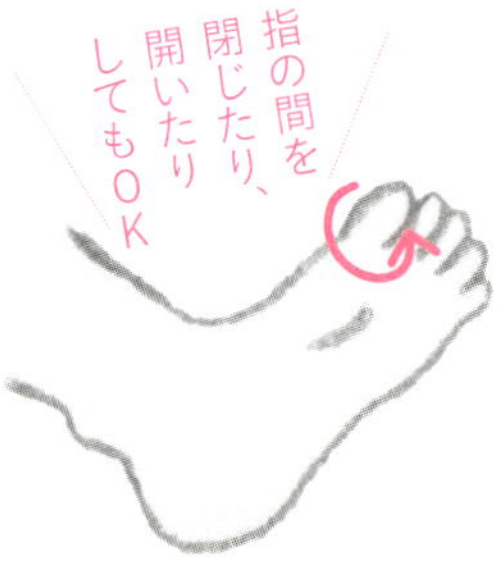

指先をつまみ、ぐるぐる回す。

入浴マッサージ

9 ひざ

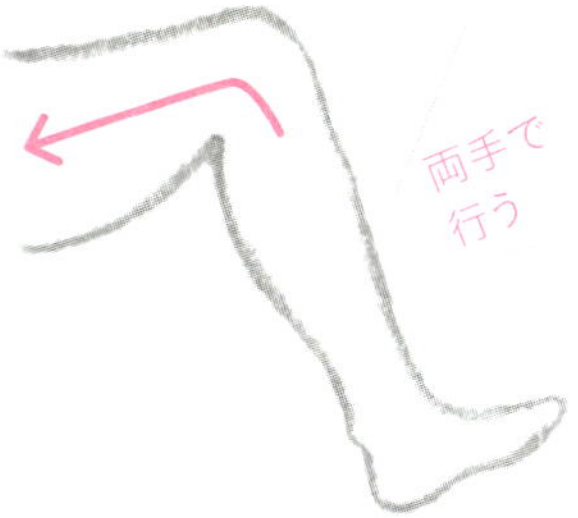

ひざの内側に両手をあてて、
足のつけ根に向かって
なで上げる。左右とも行う。

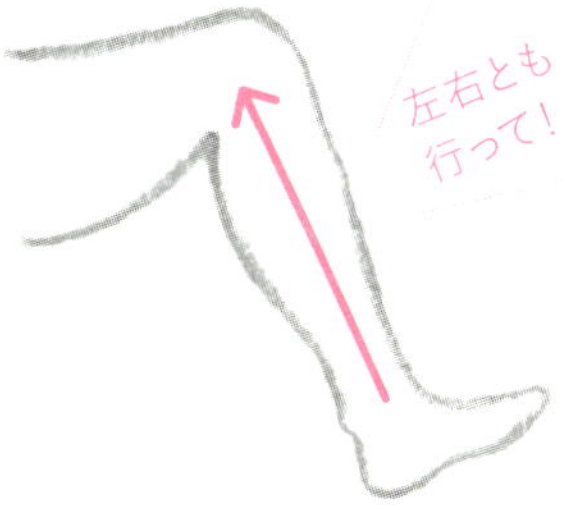

すねの骨と肉の間を
両手の親指で押しながら、
くるぶしからひざに
向かってなでる。

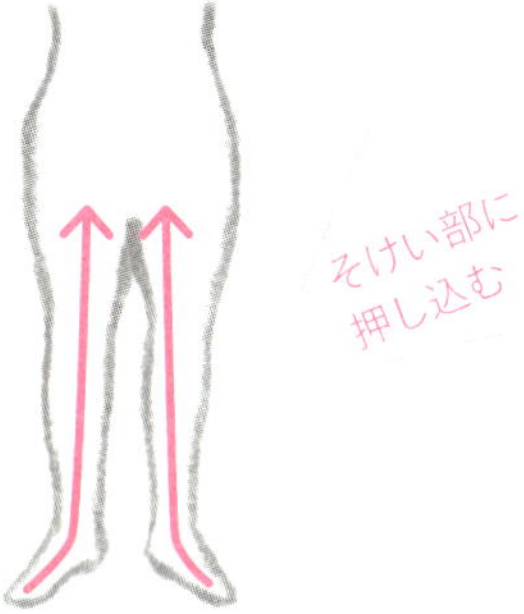

最後に、足先からひざ、
内ももを通り、集めたリンパを
そけい部に押し込むようにする。

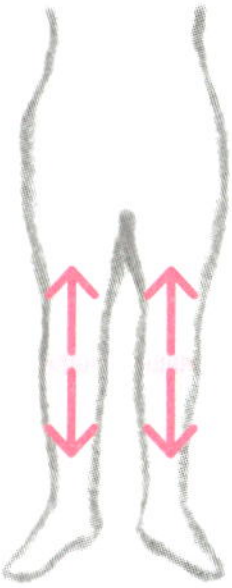

両手でひざを包み、
上下にさする。

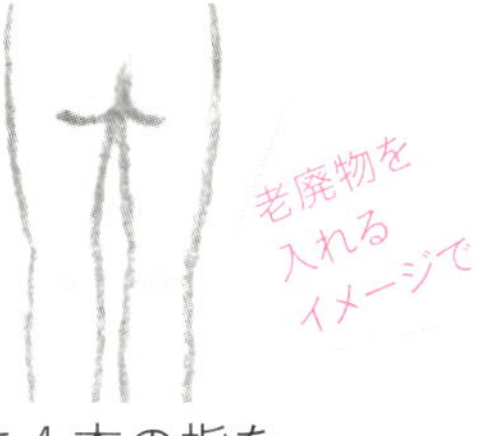

ひざ裏に４本の指を
あてて押す。

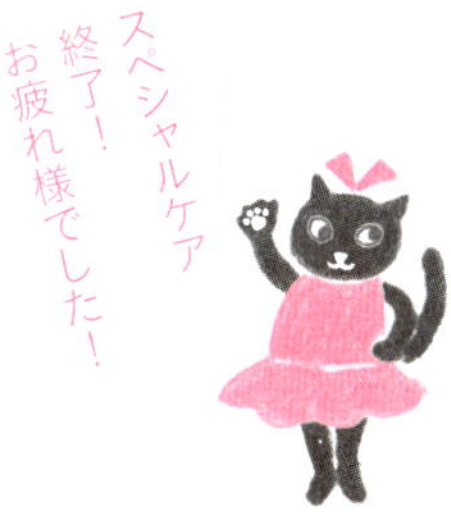

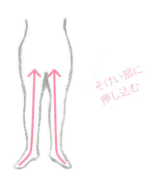

医療監修

関口由紀《せきぐちゆき》

女性泌尿器科専門医 女性医療クリニックLUNAグループ理事長
1989年山形大学医学部卒業。2003年より横浜市立大学医学部泌尿器科で
女性泌尿器外来を担当。現在、横浜市立大学医学部泌尿器科客員教授。
2005年に「横浜元町女性医療クリニック・LUNA」を開設。
現在、女性医療クリニックLUNAグループの総帥として、
横浜・大阪に女性医療クリニックLUNA横浜元町、
ネクストステージ、心斎橋の3つの女性医療専門クリニックを展開。
女性がいくつになっても、元気できれいで在ることを全力で
サポートするクリニックを目指している。
2011年10月に放送されたNHK『あさイチ』のセックスレス特集で
紹介した「ちつトレ」が大きな反響を呼ぶ。その後も、
TBS系列『はなまるマーケット』をはじめ、
各メディアで「ちつトレ」を紹介してきた「ちつトレ」の第一人者である。
著書に『カラダがときめく ちつトレ!』(アスコムBOOKS)
『自分で治す!頻尿・尿もれ』(洋泉社)ほか、多数。
www.luna-clinic.jp

参考文献
『カラダがときめく ちつトレ!』関口由紀著(アスコム)
『骨盤底筋マジック』関口由紀監修、原田優子監修、松岡博子監修、仁平美香監修(辰巳出版)
『女性ホルモンの力でキレイをつくる本』関口由紀監修(朝日新聞出版)
『快体新書心もからだも潤す方法―アラフィフ女性の生と性』ユウコ著 関口由紀監修(平原社)
『立ち方を変えたら体がたちまちキレイになった』YUKO著(日本文芸社)
『枯れないからだ』森田敦子著(河出書房新社)
『相談しにくい ちつとカラダの話』森田敦子監修、
大田博明医療監修(朝日新聞出版)
『ちつのトリセツ 劣化はとまる』原田純著、たつのゆりこ監修(径書房)
『骨盤調整ヨガ』髙橋由紀著(サンマーク出版)
『やせたいなら肛筋を鍛えなさい』九嬢由起子著(KADOKAWA)
『これってヘン?―女の子のからだの悩み解決100』赤枝恒雄著(しょういん)

監修

YUKO（高畑祐子《たかはたゆうこ》）

ヨガ/マタニティー・産後ヨガ/骨盤調整インストラクター
大学卒業後、商社に就職するもストレスから入院。未知だったヨガの道に進む。ヨガインストラクター養成所卒業後も興味のあるワークショップやセミナー、teacherトレーニングなどに参加し、知識、技術を現在も修業中。現在のイベントクラスでは、学校では習わない、誰も教えてくれないが、生きるうえでとても大切な事をヨガを通して、“心地よく生きるための方法”として発信している。2017年1月に長男を出産。妊娠・出産経験を通し、自身の体の変化も感じるなかで、日常生活のあらゆる観点から死ぬまで心地よく生きるための提案、実践に努める。著書に『立ち方を変えたら、体がたちまちキレイになった』（日本文芸社）がある。
Instagram@y1735k

監修

ガロワーズカオリ

薬剤師／フランス植物療法士（Phyto-aromathérapeute）
新潟薬科大学卒業後、複数の調剤薬局に勤務。日本で薬剤師として働くなか、ひどいPMSや不眠に悩まされていたときに植物療法に出会い、薬に頼る前に体調を整えることの大切さに気付く。その後、植物療法の最先端であるフランスで働くことを志し、2016年にパリ第五大学の薬学部にてDIU Phytothérapie aromathérapieを修了。現在、パリのパレロワイヤルの薬草店Herboristerie du Palais Royal（エルボリストリ デュ パレロワイヤル）に勤務しつつ、個人へのコンサルテーションを行っている。
Instagram @galloisekaorie
www.infophyto.fr

staff
イラスト　竹永絵里（https://takenagaeri.com/）
デザイン　阿部美樹子
執筆協力　圓岡志麻
編集協力　有限会社ヴュー企画（須藤和枝、山角優子）

温《あたた》かくてしなやかな「ちつと骨盤《こつばん》」が体《からだ》と心《こころ》を幸《しあわ》せにする。

2019年11月1日 第1刷発行

監　修　関口由紀《せきぐちゆき》　YUKO《ユウコ》　ガロワーズカオリ
発行者　吉田芳史
印刷所　株式会社文化カラー印刷
製本所　鶴亀製本株式会社
発行所　株式会社日本文芸社
〒135-0001 東京都江東区毛利2-10-18 OCMビル
電話 03-5638-1660（代表）

Printed in Japan　112191018-112191018 Ⓝ 01（240076）
ISBN978-4-537-21732-2
URL https://www.nihonbungeisha.co.jp/

（編集担当：河合）

内容に関するお問い合わせは、
小社ウェブサイトお問い合わせフォームまでお願いいたします。
https://www.nihonbungeisha.co.jp/